Soziale Kognitionen bei erworbenen Hirnschädigungen

Fortschritte der Neuropsychologie
Band 27

Soziale Kognitionen bei erworbenen Hirnschädigungen

Prof. Dr. Patrizia Thoma, Dr. Caroline T. A. Kuhn

Patrizia Thoma
Caroline T. A. Kuhn

Soziale Kognitionen bei erworbenen Hirnschädigungen

hogrefe

Prof. Dr. Patrizia Thoma, geb. 1979. Dipl.-Psych. und Psychologische Psychotherapeutin (VT), Klinische Neuropsychologie (PTK), Supervisorin. 1999–2004 Studium der Psychologie in Bochum. 2008–2009 Post Doc am University College London. 2004–2015 Wissenschaftliche Mitarbeiterin der Abteilung Neuropsychologie der Universität Bochum. 2007 Promotion. 2015 Habilitation. Seit 2019 Co-Leitung des Neuropsychologischen Therapie Centrums und der Ruhr-Akademie für Neuropsychologie an der Universität Bochum. Seit 2021 Apl.-Professur. Arbeitsschwerpunkt: Soziale Kognitionen bei psychischen und neurologischen Erkrankungen.

Dr. Caroline T. A. Kuhn, geb. 1972. Dipl.-Psych. und Psychologische Psychotherapeutin (VT), Klinische Neuropsychologin, Supervisorin. 1991–1997 Studium der Psychologie an der Universität des Saarlandes. 1997–2005 Tätigkeit in der stationären Neurorehabilitation. 2015 Promotion. Seit 2006 Lehre und Forschung an der Universität des Saarlandes, 2006–2013 Leitung der Psychotherapeutischen Universitätsambulanz sowie ab 2006 der Neuropsychologischen Universitätsambulanz. Arbeitsschwerpunkte: Exekutive Dysfunktionen, Persönlichkeitsveränderungen nach neurologischen Erkrankungen, Psychosomatik neurologischer Erkrankungen, MS und neuropsychologische Veränderungen.

Bibliografische Information der Deutschen Nationalbibliothek
Die Deutsche Nationalbibliothek verzeichnet diese Publikation in der Deutschen Nationalbibliografie; detaillierte bibliografische Daten sind im Internet über http://dnb.dnb.de abrufbar.

Hogrefe Verlag GmbH & Co. KG
Merkelstraße 3
37085 Göttingen
Deutschland
Tel. +49 551 999 50 0
Fax +49 551 999 50 111
info@hogrefe.de
www.hogrefe.de

Satz: Sabine Rosenfeldt, Hogrefe Verlag GmbH & Co. KG, Göttingen
Druck: mediaprint solutions GmbH, Paderborn
Printed in Germany
Auf säurefreiem Papier gedruckt

1. Auflage 2025

(E-Book-ISBN [PDF] 978-3-8409-3123-9; E-Book-ISBN [EPUB] 978-3-8444-3123-0)
ISBN 978-3-8017-3123-6
https://doi.org/10.1026/03123-000

Inhaltsverzeichnis

Vorwort

Nichts beeinflusst unseren Alltag und unser Wohlbefinden so maßgeblich wie die Interaktion mit anderen Personen. Ob wir es schaffen, Beziehungen im privaten oder beruflichen Leben erfolgreich und zielführend zu gestalten, hängt u. a. davon ab, wie gut es uns gelingt, die Gefühle anderer zu erkennen und uns emotional und gedanklich in sie hineinzuversetzen sowie die Interaktion auf Verhaltensebene sozial kompetent zu gestalten. Diese und weitere Fähigkeiten, die zu befriedigenden sozialen Interaktionen beitragen, fasst man unter dem Oberbegriff der Sozialen Kognitionen zusammen. Angesichts der Tatsache, dass in der Neuropsychologischen Therapie problematisches Erleben und Verhalten der Patient:innen in Interaktionen mit ihrer Familie, dem Freundeskreis oder am Arbeitsplatz häufig im Zentrum therapeutischer Interventionen steht und Soziale Kognitionen im Rahmen von sowohl neurologischen als auch psychischen Erkrankungen nachweislich beeinträchtigt sind, verwundert es, dass viele im Bereich der Klinischen Neuropsychologie Tätige angeben, sich hinsichtlich der Diagnostik und Behandlung Sozialer Kognitionen nur unzureichend ausgebildet zu fühlen. Wir hoffen, mit diesem Band einen kleinen Beitrag dazu leisten zu können, diesem Missstand Abhilfe zu schaffen.

Das Konstrukt der Sozialen Kognitionen ist überaus vielfältig und die Forschung dazu inzwischen sehr umfassend. Sowohl aus Platz- als auch aus didaktischen Gründen haben wir uns nach längerem Überlegen entschieden, primär auf die praxisrelevanten zentralen Konstrukte – Emotionserkennung, Empathie, Theory of Mind und soziales Problemlösen/Sozialverhalten – zu fokussieren, für die inzwischen auch klinisch nutzbare Werkzeuge für die Diagnostik und Behandlung existieren. Darüber hinaus konzentrieren wir uns schwerpunktmäßig auf Beeinträchtigungen Sozialer Kognitionen bei erworbenen Hirnschädigungen als die primäre Zielgruppe klinisch neuropsychologischer Diagnostik und Behandlung in der Praxis, gerade im ambulanten Kontext. Da jedoch neurologische Erkrankungen häufig mit psychischen Erkrankungen einhergehen, lassen wir diese nicht gänzlich unberücksichtigt, ebenso wenig wie entwicklungsbedingte Störungen aus dem Autismusspektrum oder Psychosen, bei denen die Erforschung Sozialer Kognitionen und ihrer Behandlung ihren Ausgangspunkt nahm.

Schlussendlich gilt unserer besonderer Dank Judith Lamberty und Sabine Bierstedt für ihre Hilfe bei der Erstellung des Literaturverzeichnisses und einer Abbildung sowie Angelika Thöne-Otto vom Herausgeber:innenteam der *Fortschritte der Neuropsychologie* und Kathrin Rothauge vom Hogrefe Verlag für die sehr angenehme und wertschätzende Zusammenarbeit bei der Erstellung dieses Bandes.

Bochum und Saarbrücken, im September 2024 *Patrizia Thoma* und *Caroline T. A. Kuhn*

1 Einführung

Ein rechtshemisphärischer Mediainfarkt lässt Herrn E. (46 J.) im Krankenhaus mit einer linksseitigen Lähmung und einem multimodalen Neglect wieder zu sich kommen. Während der ersten 18 Monate widmet sich der Malermeister hochdiszipliniert der Rehabilitation. Die Führung seines Dreimannbetriebs übernimmt seine Ehefrau, die sich jedoch als Fachfremde überfordert fühlt und ihn daher immer wieder um Rat bitten muss. Herr E. reagiert erbost auf ihre „dummen Fragen“ und wirft ihr Desinteresse vor. Obwohl es ihr gelingt, mit nur einem Gesellen und einem Azubi Bestandskunden zu halten, unterstellt Herr E. seiner Frau „ruinöse Inkompetenz“ und scheut sich nicht davor, sie vor Bekannten und Fremden lautstark zu kritisieren. Freunde beschreiben Herrn E. als einen ehemals warmherzigen und in sich ruhenden Menschen. Seine Frau blickt auf eine seit 16 Jahren andauernde, liebevolle und zärtliche Beziehung. Fünf Jahre nach Beginn der Erkrankung ist Herr E. berentet und verbringt seinen Tag im Internet, wo er Frauen über einschlägige Webseiten kontaktiert, denen er großzügige Geldgeschenke macht, und sich mit ihnen verabredet. Seine Frau sei „zu nichts gut“, sie sei für ihn „nur eine Zugehfrau“.

Neurologische Erkrankungen ziehen neben fokalen Funktionsausfällen wie etwa Lähmungen, Sprach- oder Gedächtnisdefiziten nicht selten auch Störungen nach sich, die das psychosoziale Leben der Betroffenen auf profunde Art und Weise verändern. Ein Schlaganfall, ein Schädelhirntrauma (SHT) oder eine Demenzerkrankung kann Menschen, die zuvor in ihrem Leben sozial gut integriert waren, plötzlich vor Interaktionsprobleme stellen, die mit sogenannten soziokognitiven Störungen zusammenhängen (z.B. Henry et al., 2016; Nijsse et al., 2019a). Es fällt Betroffenen äußerst schwer, in Gesprächen die Emotionen, Wünsche und Absichten ihres Gegenübers wahrzunehmen, wodurch sie viele der Reaktionen ihrer Mitmenschen kaum nachvollziehen können. Vollkommen belanglose Alltagssituationen können überraschend rasant in aufreibende Konflikte eskalieren, und viele Betroffene ziehen sich in der Folge sukzessive von ihrem psychosozialen Umfeld zurück. Daraus kann sich eine depressogene Sogwirkung oder ein ausgeprägtes sozial-ängstliches Vermeidungsverhalten entwickeln. Depressionen und Angststörungen kompromittieren jedoch den Verlauf der Neurorehabilitation und erschweren die soziale Teilhabe Betroffener (vgl. Marheineke et al., 2019), was letztlich in einen *Circulus vitiosus* mündet.

Soziokognitive Störungen beeinträchtigen das Dekodieren von affektiven und kognitiven Zuständen anderer Menschen sowie die interpersonelle Interaktion

Soziokognitive Störungen behindern den Rehabilitationsverlauf

Sozialkompetenz im Lebensalltag

Alltagsprachlich wird sozialkompetentes Verhalten üblicherweise mit Fähigkeiten assoziiert, soziale Interaktionen so zu gestalten, dass persönliche Anliegen angemessen artikuliert und Absichten zielgerichtet verfolgt werden können. Dabei gilt es, nicht nur eigene Gefühle, Bedürfnisse und Interessen wahrzunehmen, sondern auch die der anderen zu erkennen. Ebenso müssen Interagierende in der Lage sein, bei drohendem interpersonalem Konflikt alternative Lösungsszenarien zu entwerfen, gegeneinander abzuwägen, um die bestmögliche Option abzuleiten.

Merke

Sozial kompetentes Handeln und soziales Problemlösen setzen das Wahrnehmen und Verstehen der emotionalen und mentalen Zustände anderer Personen voraus. Auf diese Weise können miteinander interagierende Personen sozialen Regeln und Gepflogenheiten entsprechend handeln.

1.1 Begriffsdefinition

Soziale Kognitionen ein Konstrukt mit unterschiedlichen Domänen

Der Terminus „Soziale Kognitionen" subsumiert eine Reihe heterogener und begrifflich teilweise wenig trennscharfer *Funktionsbereiche oder Domänen,* die dem sozialkompetenten Handeln sowie Prozessen sozialer Problemlösung zugrunde liegen. Um dieses zu gewährleisten, bedarf es v. a. Fähigkeiten, Bedürfnisse sowie kognitive und emotionale Beweggründe aller Handelnden zu antizipieren und gedanklich nachzuvollziehen. Es geht darum, sich kognitiv in die Lage einer anderen Person hineinzuversetzen und deren Perspektive einzunehmen (Mentalisieren).

Die sog. *Mentalisierungskompetenzen* sind vonnöten, um z. B. frühzeitig zu erkennen, wann es geboten ist, kurzfristig „zurückzustecken", um einen aufkeimenden Konflikt abzuwenden oder ein übergeordnetes Handlungsziel nicht zu gefährden etc. (z. B. Cassel et al., 2019). Dies bedarf zugleich einer enormen exekutiven Kontrolle hinsichtlich Impulsinhibition und Emotionsregulation (z. B. Bradford, Jentzsch & Gomez, 2015).

Als theoretisches Konstrukt umfassen Soziale Kognitionen somit sowohl *kognitive als auch affektive Verarbeitungs- und Regulationsprozesse,* von denen jeder einzelne eine eigene neuropsychologische Domäne definiert. Diese reichen von *basalen* visuellen und auditorischen Wahrnehmungen zur Emotionserkennung (Mimik, Gestik, Stimme) bis hin zu *höheren* neurokognitiven Leistungen wie dem Reflektieren sozialer Begegnungen und Erfahrungen. Als *intermediäre* soziokognitive Fähigkeiten können sowohl das Antizipieren fremder Gedanken und Absichten sowie möglicher Handlungs- und Interaktionsszenarien (Beaudoin & Beauchamp, 2020) als auch die dazugehörigen Konstrukte der Empathie und Theory of Mind bezeichnet werden. Diese Einteilung

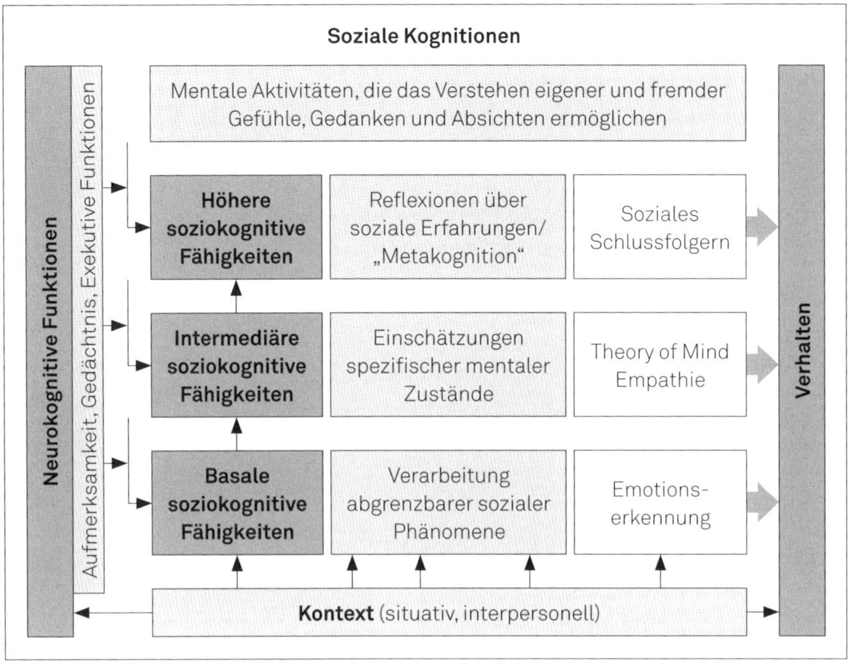

Abbildung 1: Domänen Sozialer Kognitionen und ihre Beziehungen zueinander

soll nicht darüber hinwegtäuschen, dass es in der Realität immer einer Kombination aus basalen, intermediären und höheren soziokognitiven Leistungen bedarf. Je anspruchsvoller eine soziale Interaktion oder ein soziales Problem ist, umso enger müssen Empathie und Fähigkeiten der Perspektivübernahme ineinandergreifen (Schurz et al., 2021). Abbildung 1 veranschaulicht die theoretische Konzeption Sozialer Kognitionen.

Die Operationalisierung des Konstrukts „Soziale Kognitionen“ umfasst somit zahlreiche Domänen, die infolge von Hirnschädigungen isoliert oder kombiniert gestört sein können (Deuschl et al., 2020). Je nach Grunderkrankung können die Beeinträchtigungen zunehmen (z. B. bei einer demenziellen Ätiologie), stabil bleiben (z. B. nach einem Schlaganfall) oder auch im Verlauf stärker wahrgenommen werden (z. B., wenn im Laufe der Genesung wieder höhere Erwartungen an das soziale Miteinander gestellt werden). Jede der einzelnen soziokognitiven Komponente wird durch neuropsychologische Funktionen wie Aufmerksamkeit, Wahrnehmung, Sprache, Gedächtnis oder Exekutivfunktionen mediiert, die nicht per se sozialen Zwecken dienen (z. B. Pluta et al., 2017). So setzen Fähigkeiten der sozialen *Perspektivübernahme* intakte Aufmerksamkeits- und Gedächtnisfunktionen voraus, um in Sozialinteraktionen handlungsrelevante Kontextinformationen überhaupt erst zu erkennen. Diese werden im Abgleich mit biografischen Lernerfahrungen heuristisch i. S. spontaner Assoziationen und Schlussfolgerungen verarbeitet (vgl. Deutsch

Soziokognitive und allgemeinkognitive Funktionen sind eng miteinander verwoben

& Roth, 2023), die wiederum einen situationsspezifischen Handlungsimpetus setzen. Diese Interrelationen verdeutlichen die Dringlichkeit, bei Patient:innen wie im Einführungsbeispiel frühzeitig mögliche hirnorganisch erworbenen soziokognitiven Störungen psychodiagnostisch zu überprüfen. Eine Untersuchung von Aben et al. (2020) an 230 Patient:innen zeigte, dass ein Drittel von ihnen nach ihrem ischämischem Schlaganfall Schwierigkeiten hatte, mimische Emotionsausdrücke zu identifizieren. Veränderungen des sozioemotionalen Erlebens und Verhaltens sollten daher nicht voreilig ungünstigen Bewältigungsstilen zugeschrieben werden.

Merke

- Soziale Kognitionen und allgemeine neurokognitive Funktionen beeinflussen sich wechselseitig. Daher sollten nach einer hirnorganischen Verletzung oder Erkrankung immer mögliche Störungen Sozialer Kognitionen in Betracht gezogen und diagnostisch überprüft werden.
- Trotz der komplexen Zusammenhänge mit allgemeinen neurokognitiven Funktionen bilden Soziale Kognitionen ein alleinstehendes Konstrukt.

Soziale Kognitionen bilden ein eigenständiges Konstrukt

Um als soziales Wesen interaktions- und situationsangemessen agieren und reagieren zu können, bedarf es einer Kombination aus basalen, intermediären als auch höheren Sozialkognitionen (vgl. Abb. 1). Trotz derer Interrelationen mit allgemeinkognitiven Funktionen bilden soziokognitive Funktionen ein eigenständiges Konstrukt (Rodríguez-Rajo et al., 2022a, 2022b), und ihre Beeinträchtigung zieht eine weitreichende Kaskade von Störungen mit hoher Alltagsrelevanz nach sich. So können soziokognitive Defizite u. a. ursächlich *kognitive Kommunikationsstörungen* mitbedingen (vgl. Thoma et al., 2023; Togher et al., 2023). Zusätzlich werden soziokognitive Kompetenzen maßgeblich von der aktuellen körperlichen, mentalen und emotionalen Verfassung beeinflusst. Im Zustand körperlicher Erschöpfung oder unter hoher psychischer Belastung sind ansonsten solide psychosoziale Skills möglicherweise nicht gut abrufbar, was sich bspw. an einer hohen Gereiztheit mit unverhältnismäßigen Reaktionen auf stressauslösende Situationen oder Interaktionen beobachten lässt (vgl. Lohaus, Witt, Schürmeyer, Wolf & Thoma, 2023; Genova et al., 2020). Gerade neurologische Patient:innen leiden in den ersten Monaten nach Erkrankungsbeginn unter einer allgemein reduzierten Belastbarkeit mit psychomotorischer Verlangsamung und erhöhter Ermüdbarkeit. In der Summe sind soziokognitive Prozesse im Alltag für die soziale Wahrnehmung und zwischenmenschliche Interaktionen von elementarer Bedeutung (Adolphs, 2001). In ihrer Gesamtheit kompromittieren erworbene Störungen der Sozialen Kognitionen Aspekte der funktionalen Gesundheit im Sinne der ICF (siehe Abschnitt 4.1.3). Abbildung 2 bietet eine Übersicht über die neurokognitiven und psychischen Faktoren, die zu Sozialen Kognitionen beitragen.

Körperliche und mentale Erschöpfung sind Herausforderungen an Sozialkompetenzen

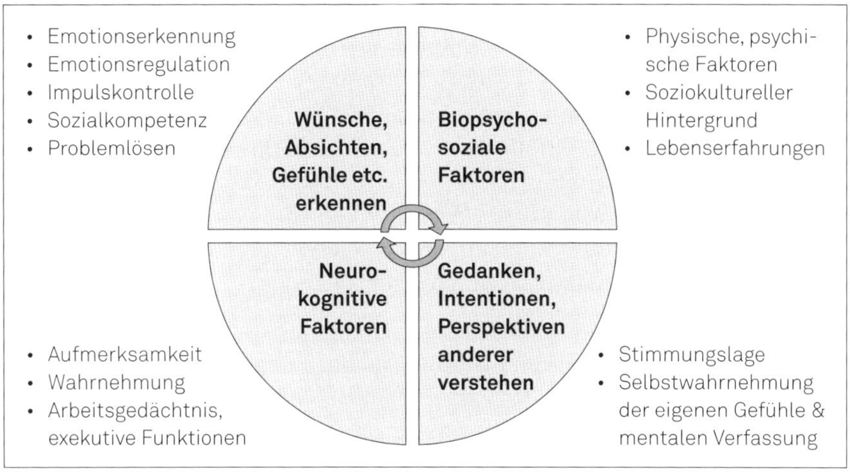

Abbildung 2: Neurokognitive und psychische Faktoren im Zusammenhang mit Sozialen Kognitionen

1.2 Basale Soziale Kognitionen

Der „Empfang" sozialer Signale ist Kernvoraussetzung für Soziale Kognitionen

Als basale Soziale Kognitionen bezeichnet man vornehmlich das Erfassen interaktiver Aspekte, die weit über das Verbale hinausgehend kommunikationstragend sind.

Affektmimik, gestikulierende Untermalungen sowie stimmliche Modulationen müssen als sprachbegleitende Informationen sorgfältig beobachtet und interpretiert werden. Zugleich werden über dieselben „Kanäle" eigene Botschaften gesendet, mit denen Sympathie oder Distanziertheit etc. signalisiert werden (Fiske, Cuddy & Glick, 2007).

Merke

- Basale Soziale Kognitionen verarbeiten Informationen aus einem hochdynamischen Zusammenspiel aus eingehenden und ausgehenden Signalen, die mimisch, gestisch und prosodisch Gefühle, Wünsche und Absichten der Interagierenden vermitteln.
- Die Dekodierung erfordert ein hohes Maß an allgemeinkognitiver Leistung wie Aufmerksamkeit, visuelle und auditorische Reizverarbeitung, Arbeitsgedächtnis u.v.m.

1.2.1 Emotionserkennung durch Mimik

Mimik kann als Gesamtheit aller für das bloße Auge sichtbaren Bewegungen der Gesichtsmuskulatur verstanden werden. Gemeinsam mit den Blickbewegungen (Blickrichtung, Dauer des Blickkontakts) formen sie den Gesichtsausdruck, der Empfindungen und Gefühle nonverbal kommuniziert. Mimik fungiert buchstäblich als Interface zwischen innerer und äußerer Welt, da sie Rückschlüsse auf den Affektzustand erlaubt. Über Mimik teilen Kommunizierende Emotionen unmittelbar mit der sozialen Umwelt, wie z. B. Freude oder Trauer. Sie kann aber auch absichtlich zur Maskierung sozial unerwünschter Gefühlszustände wie Wut oder Verachtung manipuliert werden. Die Mimik kann dem kommunikativen Kontext entsprechend spontan angepasst, d. h. *willkürlich* aktiviert und moduliert werden.

Mimik als Vermittlerin zwischen innerer und äußerer Welt

Zerebrale Sehstörungen können das Erkennen von Emotionsmimik stören

Das „Lesen von Gefühlen" aus Gesichtern hängt initial von der Intaktheit basaler neuroophthalmischer und zentralvisueller Funktionen ab. Daher kann z. B. ein Gesichtsfeldausfall das Erkennen fazialer Gefühlsausdrücke erheblich stören.

Für die Identifikation der affektiven Qualität einer Mimik scheinen insbesondere die Augen- und Mundpartie ausschlaggebend zu sein (siehe Abschnitt 3.2.1)

Merke

- Emotionserkennung ist das Herzstück basaler Sozialer Kognitionen.
- Die Mimik nimmt eine tragende Rolle in der Vermittlung non- und paraverbaler Kontextinformationen ein. Das Gesicht fungiert als Interface zwischen dem inneren affektiven Erleben und dem beobachtbaren Ausdruck.
- Affektausdruck und willentlich kommunizierte Interaktionsinhalte können kongruent (authentisch) oder inkongruent sein (z. B. Witze und ironische Bemerkungen).

Innerhalb interpersonaler Interaktionen hängt der Eindruck einer Begegnung maßgeblich davon ab, ob sich Beteiligte von ihrem Gegenüber wahrgenommen, gesehen, gehört und verstanden fühlen. Dies geschieht u. a. durch reflexartiges gegenseitiges Anpassen para- und nonverbaler Signale wie etwa das Annehmen einer ähnlichen Mimik und Körperhaltung, das Angleichen der Stimmlage und Sprechlautstärke usw. Diese Anpassungen sind Folgen spontan-unbewusster Imitation des fremden Affektausdrucks, eine *Mimikry,* die Gesichtsausdruck, Gestik, Körperhaltung und Prosodie des Gegenübers intuitiv kopiert.

Soziale Regulation über Spiegelung der Affektmimik

Soziale Mimikry vermittelt Wohlwollen und Interesse am Gegenüber (Salazar Kämpf et al., 2018), wobei nicht nur affektive, sondern auch motorisch-verhaltensbezogene Aspekte mimikriert (nachgeahmt) werden (Moody & McIntosh, 2011). Die Fähigkeit zur sozialen Mimikry ist ein Schlüsselelement sowohl kognitiver als auch emotionaler Empathie (Drimalla et al., 2019).

Eine weitere Funktion mimischer Imitation liegt vermutlich darin, gleichzeitig mit der Aktivierung der eigenen fazialen Muskelkonfigurationen auf entsprechende neo- und subkortikale Repräsentationen von Affektzustand-

Mimik-Assoziationen zuzugreifen. Demzufolge sollten auch Mimikry-induzierte Gesichtsbewegungen Mentalisierungsprozesse im Sinne einer kognitiven Empathie bahnen.

Merke

- Emotionserkennung erfolgt anhand von Mimik, Gestik, Körperhaltung und Prosodie.
- Automatische und unbewusste Nachahmungen von Affektausdrücken, wie z.B. eine reflexhafte Spiegelung eines beobachteten Mienenspiels durch synchrone Aktivierung der eigenen Gesichtsmuskulatur tragen zur korrekten Emotionserkennung bei und werden als „soziale Mimikry“ bezeichnet. Ist die eigene Mimik, z.B. durch eine Fazialisparese, beeinträchtigt, so kann dies auch zur reduzierten Emotionswahrnehmung führen.
- Emotionserkennung braucht neben intakten sensorischen Funktionen auch eine mentalisierende Verarbeitung der gesehenen und/oder gehörten Eindrücke.

1.2.2 Emotionserkennung durch Gestik

Eng mit dem mimischen Ausdruck verknüpft ist die Gestik, die unter Einsatz von Händen und Armen, aber auch mittels Kopf- sowie Rumpfbewegungen die verbale Kommunikation begleitet, unterstreicht oder sogar stellvertretend für Worte zum Einsatz kommt. Gestik umfasst die Gesamtheit unzähliger Gesten, die in ihrer Bedeutung kontextabhängig variieren können. Das unterscheidende Merkmal, das eine Bewegung zur Geste werden lässt, ist ihr Losgelöst sein von einem Objekt. Die Bewegung erfolgt um ihrer selbst willen und wird nicht durch ein motorisches Ziel, z.B. das Greifen nach einem Gegenstand, motiviert (Novack & Goldin-Meadow, 2017). Analog zur Mimik lassen sich willkürliche von unwillkürlichen Gesten unterscheiden (McNeill, Cassell & Levy, 1993). Gemeinsam mit Massenbewegungen des Rumpfes sowie des Nacken-Kopf-Komplexes bilden sie die Körpersprache. Kelly, Özyürek und Maris (2010) postulieren ein integriertes verbal-gestisches System, in dem passende Gesten eine schnellere Verarbeitung relevanter Sprachstimuli begünstigen.

Auch Gesten können willkürlich oder unwillkürlich sein

Willkürgesten und ihre Bedeutungen werden kontext- und kulturgebunden erlernt und sind mit definierten Sozialsituationen eng assoziiert. Durch permanente Wiederholungen etabliert sich ein Kodex expliziter und impliziter Verhaltensregeln (Höflichkeitsregeln, Umgangsformen usw.). Daneben gibt es eine Reihe von intuitiven resp. genetisch angelegten Gesten wie das jubelnde Hochreißen der Arme oder das Zusammensinken des Oberkörpers bei Enttäuschung (Tracy & Matsumoto, 2008).

Gesten und Körperbewegung verleihen dem mimischen Affektausdruck Nachdruck

Gestik und Mimik sind mit Sprache eng verwoben und tragen im Wesentlichen zur Lebendigkeit einer sozialen Interaktion bei.

1.2.3 Emotionserkennung durch Prosodie

Der Begriff Prosodie umfasst „Sprechausdrucksmerkmale und lautliche Eigenschaften, die nicht an den einzelnen Sprachlaut gebunden sind" (Kiese-Himmel, 2016, S. 41). Sprecher:innen formen durch ihre Stimmlage, den Sprechrhythmus sowie Intonationsgewohnheiten ihr charakteristisches „Stimmbild", das von hohem Wiedererkennungswert ist. Die Stimme fungiert als „Emotionsindikator", da sich über die individuelle Art und Weise des Sprechens die Stimmung der sprechenden Person transportiert und zuweilen auch deren Absichten (abwehrend, auffordernd, einladend usw.) artikuliert. Die Prosodie kann sich unter dem Einfluss verschiedener Erkrankungen in typischer Weise verändern. Unter den neurologischen Erkrankungen ist die leise und monotone Sprechweise von Parkinson-Patient:innen, die bereits in einem frühen Stadium der Erkrankung auftreten kann und erste zentralmotorische Ausfälle signalisiert, am prominentesten (Ma, Lau & Thyagarajan, 2020). Nach rechtshemisphärischen Verletzungen werden häufig Entstellungen der produktiven Prosodie berichtet, die den Betroffenen im extremen Fall eine blecherne, roboterhafte Stimme verleiht (vgl. Weed & Fusaroli, 2020; Ross & Monnot, 2008).

Emotionsindikator Stimme

Neurologische und psychiatrische Erkrankungen gehen oft mit prosodischen Veränderungen einher

Die Fachliteratur belegt vielfältig Veränderungen der prosodischen Produktion und Rezeption im Zusammenhang mit psychischen Erkrankungen (Ding & Zhang, 2023). Bereits bei den ersten psychotischen Episoden im Kontext einer Schizophrenie können veränderte Emotionswahrnehmung nicht nur für den Bereich fazialer, sondern auch prosodischer Affektausdrücke berichtet werden (Bonfils et al., 2019; Lucarini et al., 2020). Die Forschung zu prosodischen Defiziten im Rahmen von Autismus Spektrumsstörung (ASS) blickt auf eine lange Tradition zurück (z. B. Peppé et al., 2007).

Das Interpretieren fremder Prosodie, d.h. das Klangbild und dessen Modulationen als stimmliches Korrelat mentaler Zustände zu nutzen, erfordert neben intakten Hörorganen v.a. eine saubere zentrale Analyse akustischer Informationen mitsamt ihren musikalischen Komponenten. Faktoren wie Stimmlage, Akzentuierung, Intonation und Sprechlautstärke bilden zwar dafür die Grundlage, deren Bewertung und das Erfassen der zu vermittelnden Affektbotschaft (wie bei der interpretatorischen Verarbeitung mimischer Affektausdrücke) hängen jedoch davon ab, was das Gedächtnis an Interpretationsräumen zur Verfügung stellt.

Störungen der rezeptiven und expressiven Prosodie können getrennt oder gemeinsam auftreten

1.3 Intermediäre Soziale Kognitionen

Abgrenzung zwischen eigenen und fremden Wahrnehmungen

Die Perspektivübernahme ist eine sozialkognitive Kernkompetenz und damit das Herzstück der Gruppe *intermediärer* sozialer Kognitionen. Die Perspektive zu wechseln, sich gedanklich in die Lage einer anderen Person zu versetzen, deren Überlegungen, Sorgen und Hoffnungen nachzuvollziehen, stellt eine anspruchsvolle *Mentalisierungsleistung* dar (Fonagy, Gergely & Jurist, 2004). Um sich mit Ideen und Handlungskonzepten, die einem selbst äußerst fremd sein können, zu beschäftigen und diese anzunehmen, bedarf es der Bündelung von Empathie und Perspektivübernahme (Kanske & Murray, 2019).

Diese soziokognitiven Komponenten ermöglichen eine ressourcenschonende erste situative Orientierung in einer Sozialinteraktion, um Stimmungen, Anliegen, Bedürfnisse und Motivationen aller Beteiligten schnell zu erschließen. In dieser Phase werden üblicherweise sozialpsychologische Prozesse wie Vorannahmen, Stereotypen, Einstellungen oder Kausalattributionen aktiviert. Im nächsten Schritt werden die genannten innerpsychischen Prozesse vorzugsweise einer Realitätsprüfung unterzogen, um innere von äußerer Realität, Selbst- von Fremdwahrnehmung voneinander zu unterscheiden und abzugrenzen. Ohne diese permanenten Realitätskorrekturen können sich überwertige Ideen oder dysfunktionale Kommunikations- und Attributionsstile entwickeln, die psychosoziale Kommunikation und Interaktion erheblich erschweren. Nicht ohne Grund zielen psychotherapeutische Interventionen auf kognitiv-emotionale Verzerrungen und maladaptive Schemata ab. Die einst kontext- bzw. personengebundenen aversiven Lernerfahrungen wie etwa Demütigung oder Beschämung laufen Gefahr, aufgrund ähnlicher Kontextstimuli gegenwärtiger Interaktionen, reflektorisch und unreflektiert übernommen zu werden, wodurch sozioemotionale Interaktionsstörungen und letztlich psychische Erkrankungen begünstigt werden (vgl. Schilbach, 2016).

Sozial adäquates Verhalten setzt Verständnis für Gefühle und Bedürfnisse anderer voraus

1.3.1 Empathie

Empathie entspricht der Fähigkeit, den Affektzustand einer anderen Person anhand ihrer Reaktionen zu erfassen, diese nachzuvollziehen und im Bedarfsfall dieser Person unterstützend zur Seite zu stehen (Dimberg & Thunberg, 2012). Sie kann auch als das Einfühlungsvermögen umschrieben werden, das es Menschen erst ermöglicht, auf die emotionalen Bedürfnisse anderer einzugehen. Wesentlich zur genauen Erfassung der emotionalen *(Empathie)* und geistigen Gesamtverfassung *(Theory of Mind)* eines anderen Menschen trägt die adäquate Emotionserkennung als eine der Kerndomänen Sozialer Kognitionen bei (vgl. Abschnitte 1.2.1 bis 1.2.3). Es ist jedoch auch möglich, sich in jemanden emotional und geistig hineinzuversetzen, den man in dem Moment gar nicht vor Augen hat.

Dabei spielt nicht nur der eigentliche Wahrnehmungseindruck eine entscheidende Rolle, sondern vor allem Kontextinformationen über die Situation selbst, alle beteiligten Personen und deren Beziehung zueinander. Für beide Domänen wird eine affektive und eine kognitive Komponente angenommen.

Die *affektive Empathie* kann sowohl das gefühlsmäßige Nachvollziehen der emotionalen Situation einer anderen Person beinhalten (*fremdbezogene* Reaktionen) als auch die eigene emotionale Reaktion (*ichbezogene* Reaktionen) darauf. So können wir, wenn wir vom Tod der Mutter einer nahen Freundin erfahren, emotional die Trauer der Freundin nachvollziehen und möglicherweise auch eigene Betroffenheit verspüren, z. B. weil wir die Mutter der Freundin gut kannten. Um echte Empathie von reiner Gefühlsansteckung, zu der schon Neugeborene fähig sind, zu unterscheiden, ist es jedoch notwendig, dass wir zwischen unserer eigenen Gefühlslage und der unserer Freundin unterscheiden können und ihre Trauer nicht mit unserer Betroffenheit verwechseln.

Das Konzept der Gefühlsansteckung oder Emotional Contagion (Hatfield et al., 1993) postuliert eine rasche emotionale Übertragung von einem zum anderen Interaktionspartner. Wie bei einer ansteckenden Krankheit „springt" ein Affekt von einer Person auf eine andere über und versetzt diese in denselben Affektzustand, ohne dass die betreffende Person denselben Auslösern ausgesetzt wurde. Alle Beteiligten durchleben synchron dieselben physiologischen Korrelate des „ansteckenden" Affektes und signalisieren zeitgleich dieselben para- und nonverbalen Affektmanifestationen.

Im Gegensatz dazu ermöglicht es uns die *kognitive Empathie,* rein gedanklich nachzuvollziehen, wie eine andere Person sich fühlt.

1.3.2 Theory of Mind (ToM)

Als eine der zentralen Domänen der Sozialen Kognitionen beschreibt die ToM ein kognitives System, das Meinungen, Überzeugungen, Erwartungen oder Absichten anderer Menschen antizipiert. Die Übernahme der fremden Perspektive erlaubt es, „sich in einen anderen Kopf hineinzuversetzen", Vorhersagen über Handlungsabsichten anderer erfahrungsbasiert und logisch zu erschließen. Dies hat den Vorteil, auch eigene Handlungsschritte auf die soziale Interaktion abzustimmen oder im Bedarfsfall sogar den Interaktionspartner:innen zuvorzukommen. Grundsätzlich sollte zwischen der ToM erster und zweiter Ordnung differenziert werden. So erfordern ToM-Aufgaben *erster Ordnung,* über die mentalen Zustände anderer Personen zu reflektieren, während die ToM-Aufgaben *zweiter Ordnung* einen Rückschluss darüber erfordern, was eine andere Person über die mentalen Zustände einer weiteren Person weiß. Die Mentalisierung ließe sich theoretisch immer stärker zu ToM höherer Ordnung abstrahieren. Die beiden Domänen Empathie und ToM weisen konzeptuelle Überlappungen auf, was Tabelle 1 verdeutlicht.

Unterscheidung zwischen ToM erster und höherer Ordnung

ToM-Defizite anfänglich v.a. bei Autismus und Schizophrenie beforscht

Die Forschung hat ihr besonderes Augenmerk auf ToM-Defizite im Rahmen von Autimus-Spektrum-Störungen (ASS) und Schizophrenie-Spektrum-Stö-

Tabelle 1: Überlappungen affektiver und kognitiver Aspekte von Empathie und Theory of Mind

Konstrukt	Komponenten	
	Affektive	**Kognitive**
Empathie	„Nachempfinden" *fremdbezogener* Reaktionen	gedankliches Nachvollziehen
	„Mitfühlen" als Ausdruck *ichbezogener* Reaktionen	sich gedanklich in die Situation einer anderen Person hineinversetzen
Theory of Mind *(ToM)*	gedankliches Nachvollziehen	*1. Ordnung* Person A weiß, was Person B denkt
	sich gedanklich in die Situation einer anderen Person hineinversetzen	*2. Ordnung* Person A weiß, was B über Person C denkt

rungen gerichtet, da beide Diagnosegruppen starke symptomatologische Überschneidungen aufweisen. Altschuler et al. (2021) verweisen auf einen engen Zusammenhang zwischen affektiver Gesichtserkennung und Defiziten in der affektiven ToM bei beiden Störungsgruppen, gleichwohl zeigen Patient:innen mit Schizophrenie im Vergleich zu Proband:innen mit einer ASS bessere Leistungen beim Erkennen mimischer Affektausdrücke. Beide Gruppen schnitten jedoch im Vergleich zu Gesunden in den ToM-Aufgaben gleich schlecht ab.

Die Forschung ging bislang davon aus, dass berichtete ToM-Defizite eine der Ursachen für Störungen sprachpragmatischer Funktionen sind, d.h. nichtsprachliche und sprachbegleitende Elemente wie Prosodie und Mimik, die von Erkrankten beider Spektren bekanntermaßen nicht gut genutzt werden können. Folgen davon wären fehlendes Verständnis für Floskeln, Redensarten, Scherze, Sarkasmus etc.

Um etwa Ironie oder Sarkasmus zu erfassen, muss sich über das wortwörtlich Gesagte hinweggesetzt und gleichzeitig körpersprachliche sowie prosodische Zeichen gedeutet werden, was eine prominente Schwierigkeit von Menschen mit ASS (vgl. Agius & Levey, 2019; Panzeri et al., 2022) sowie einer schizophrenen Grunderkrankung ist (Morese et al., 2022; Deamer et al., 2019). Hier wird die Multidimensionalität sozialer Interaktionen deutlich, die auf mehreren Kommunikationsebenen Aufmerksamkeit binden (z.B. Sach- und Beziehungsebene). Es sind nicht nur jeweils „ebenenspezifisches" Wissen und Verstehen, sondern stets eine Kombination aus wahrnehmenden und mentalisierenden Funktionen erforderlich, um soziale Interaktionen, soziales Handeln und Problemlösen zu meistern.

Bosco, Tirassa und Gabbatore (2018) mahnen jedoch an, dass die Konstrukte der ToM und Sprachpragmatik sich nicht in dem bislang angenommenen Maße überschneiden, und fordern als Konsequenz eine distinktere konzeptuelle Trennung beider Konstrukte in künftigen Studien.

1.4 Höhere Soziale Kognitionen

Zu den höheren soziokognitiven Fähigkeiten gehören insbesondere Kompetenzen, die zu sozialem Schlussfolgern sowie Problemlösen befähigen. Ersteres umschreibt die menschliche Fähigkeit, stattgefundene Interaktionen und Gespräche sowie dabei erlebte Gedanken und empfundene Gefühle Revue passieren zu lassen und entsprechend den bisherigen Lebenserfahrungen einzuordnen.

Mit dem Begriff „soziales Problemlösen" ist die spezifische Fähigkeit gemeint, soziale Situationen und ihre Anforderungen praktisch effektiv und zielführend zu meistern. Als Beispiel dafür kann konziliantes, konflikt- oder problemlösendes Denken und Verhalten genannt werden. Diese setzen Fähigkeiten sowohl auf Ebene der Wahrnehmung (z. B. Emotionserkennung), des affektiven Mitfühlens, der Kognition (Empathie/Theory of Mind) als auch handlungsbasierte Fähigkeiten voraus (praktische und fokussierte Umsetzung erarbeiteter Lösungen usw.).

„Technisch gesehen" muss aus der Feststellung des Affektzustandes (Problemidentifikation) des Gegenübers unmittelbar die Erschließung seiner Gedanken und Absichten folgen, um Lösungsalternativen vorzuschlagen oder gemeinsam über mögliche Handlungsstrategien nachzudenken. Das Ziel ist, jene Option auszuwählen, die für alle Beteiligten einen tragbaren Kompromiss darstellt. Sozialkompetentes Problemlösen sollte nach Möglichkeit folgende Schritte beinhalten (vgl. auch Thoma et al., 2015):

1. Problemerkennung durch Problembeschreibung und Problemdefinition durch kognitives und empathisches Erschließen.
2. Klärung der Handlungsziele und Eruieren von Handlungsalternativen
3. Informationsbeschaffung.
4. Auswahl und Priorisieren von Lösungsmöglichkeiten mit Fokus auf eine sozialverträgliche und praktikable Problemlösung.
5. Umsetzung der gewählten Lösung.
6. Evaluieren und Ziehen von Rückschlüssen für künftige Problemlösungen.

Jeder vorgeschlagene Schritt erfordert ein hohes Maß an Aufmerksamkeit sowie Leistungen des Arbeitsgedächtnisses und der exekutiven Kontrolle.

Hier wird deutlich, dass soziokognitive Kompetenzen von der Integrität allgemeinkognitiver Funktionen abhängig sind. Daher muss das Training Sozialer Kognitionen stets das individuelle neuropsychologische Kompetenzprofil berücksichtigen.

2 Ätiologie

Erworbene Störungen Sozialer Kognitionen sind in Neurologie und Psychiatrie ein häufiges Phänomen

Störungen der Sozialen Kognitionen stellen in beinahe allen neurologischen und neuropsychiatrischen Erkrankungsformen Diagnostik und Therapie vor große Herausforderungen. Zu ihrem Wesen gehört es oftmals, dass sie zunächst nicht auffallen und erst im Laufe der Zeit, v.a. nach Entlassung aus der stationären Behandlung in den privathäuslichen Kontext, manifest werden. Ausnahmen können Patient:innen in peri- oder postakuten neurologisch-psychiatrischen Zuständen sein, wie bspw. jene mit einem postoperativen Delir oder psychomotorischer Agitiertheit im Rahmen einer psychotischen Zuspitzung. Bei diesen Störungsbildern imponieren soziokognitive Störungen von der ersten Stunde an mit einer schweren kognitiven Erreichbarkeit, Gereiztheit und Impulsdurchbrüchen.

Angeborene und frühkindlich erworbene Störungen Sozialer Kognitionen

Daneben gibt es eine Reihe von Erkrankungen, bei denen defizitäre Soziale Kognitionen nicht erst auf leisen Sohlen kommen, sondern von Anbeginn das individuelle soziale Kommunikations- und Interaktionsrepertoire beschränken. Ihre prominentesten Vertreter sind ASS, vom High-Functioning-Autismus wie dem Asperger-Syndrom angefangen (vgl. Corbett et al., 2020; Miranda et al., 2017) bis hin zu Personen mit tiefgreifenden autistischen Störungen, die keinerlei Interaktionen zulassen (Baron-Cohen et al., 2006). Ergänzend wären zudem Kinder zu nennen, die langwährenden Deprivationen oder Misshandlungserfahrungen ausgesetzt wurden (z.B. Hein et al., 2020; Heleniak & McLaughlin, 2020), sowie Kinder mit frühkindlichen Depressionen (vgl. Hollocks et al., 2014; Kovacs & Goldston, 1991).

Für Kinder und Jugendliche mit sozialen Kognitionsstörungen gelten dieselben in den Kapiteln 1 und 3 ausgeführten Merkmale wie Schwierigkeiten der Emotionserkennung, defizitäre affektive und kognitive Empathie sowie Mentalisierungsstörungen bei Perspektivwechsel und der Theory of Mind (siehe z.B. Schwenck & Ciaramidaro, 2014, oder Domes et al., 2008). Studien und Fallvignetten zum Zusammenhang zwischen soziokognitiven Störungen und ASS gehören zu den Meilensteinen der wissenschaftlichen Erforschung sozialkognitiver Fähigkeiten (für einen kurzen Überblick siehe z.B. Roman-Urrestarazu, Dumas & Warrier, 2022).

Da sich dieser Band hirnorganisch erworbenen sozialen Kognitionsstörungen widmet, werden nachfolgend v.a. spezifische Forschungsbefunde zu neurologischen Indikationen präsentiert.

2.1 Zerebrovaskuläre Erkrankungen

Zahlreiche Belege für Beeinträchtigungen der Emotionserkennung nach Schlaganfall

Bisherige Untersuchungen soziokognitiver Beeinträchtigung infolge von bspw. Schlaganfällen richteten ihren Fokus in erster Linie auf Emotionserkennung. Für subakute und chronische post-apoplektische Phasen wurden überwiegend Beeinträchtigungen der Fähigkeit gefunden, Gefühle anhand fazialer oder prosodischer Informationen zu dekodieren (vgl. Übersicht von Yuvaraj et al., 2013).

De Souza et al. (2021) untersuchten 18 Patient:innen mit ischämischem Schlaganfall 45 bis 60 Tage nach dem Akutereignis mit dem Test zur Erfassung der Emotionserkennung. Sie stellten zwar keine signifikanten Gruppenunterschiede zwischen Patient:innen und einer gesunden Kontrollgruppe fest, jedoch, dass Patient:innengruppen mit erhöhten Depressivitäts- und Angstwerten schlechtere Leistungen bei der Erkennung von traurigen Gesichtern zeigten, und die beeinträchtigte Erkennung ängstlicher Gesichter mit erhöhten Depressionswerten einhergingen.

Nijsse et al. (2019b) fanden im Gegensatz dazu auch signifikante Gruppenunterschiede im Vergleich zu den Kontrollprobanden in der gleichen Aufgabe zur Emotionserkennung, allerdings 2 bis 3 Jahre nach einem Schlaganfall. Auch in dieser Studie korrelierten schlechtere Emotionserkennungsleistungen mit Verhaltensproblemen, wie sie im Fragebogen zum Dysexekutiven Syndrom (DEX; Wilson et al., 1996) erfasst werden. Zusätzlich wurden anhand von Bildergeschichten Einschränkungen im Bereich der Theory of Mind gefunden (Nijsse et al., 2019a).

Hinsichtlich komplexerer soziokognitiver Fähigkeiten gaben Patient:innen 4 bis 96 Monate nach einem Schlaganfall an, in Alltagssituationen, in denen anderen Leid widerfährt, ein erhöhtes Ausmaß von persönlichem Distress zu verspüren, was möglicherweise auf Schwierigkeiten bei der Selbst-/Fremd-Abgrenzung bei überwältigenden Gefühlszuständen hinweist. Außerdem zeigten sich die Patient:innen im Vergleich zu gesunden Kontrollpersonen in einer vignettenbasierten Aufgabe (Channon & Crawford, 2010) zum sozialen Problemlösen beeinträchtigt. In den Vignetten werden unangenehme soziale Situationen (z.B. Konflikte mit Nachbarn) geschildert und die Proband:innen werden gebeten, möglichst gute Lösungen zu finden. Die Erkrankten hatten im Vergleich zur Kontrollgruppe deutlich mehr Schwierigkeiten, angemessene Problemlösungen zu generieren. Insgesamt hingen bessere selbstberichtete kognitiv-empathische Fähigkeiten im Fragebogenmaß mit einer erhöhten Anzahl frei generierter optimaler Lösungen in der vignettenbasierten Aufgabe zum sozialen Problemlösen zusammen. Die Befragten waren jedoch in der Lage, diese in einer Auswahl von weniger guten Lösungen zu identifizieren. Obgleich sie die Situationen als ähnlich unangenehm wie die gesunde Kontrollstichprobe einschätzten, taten sie sich schwer, genau zu beschreiben, was die Situationen eigentlich so unangenehm machte. Im Lebensalltag kann genau dieses Defizit eine erhöhte psychosoziale Belastung bedingen (Pertz et al., 2022).

Zunehmend Hinweise auf Beeinträchtigungen komplexer Sozialer Kognitionen nach Schlaganfall

2.2 Schädelhirntrauma (SHT)

Die Fachliteratur bietet eine große Bandbreite an einschlägigen Veröffentlichungen zu den soziokognitiven Folgen von SHT. Tousignant et al. (2018) erörtern die Problematik einer erschwerten sozialen Rehabilitation und Reintegration adoleszenter SHT-Patient:innen, die sie auf beeinträchtigte Mentalisierungsleistungen zurückführen. Konsistent mit diesem Befund verweisen Beauchamp, Dooley und Anderson (2013) auf Defizite in moralischen Beurteilungen bei Jugendlichen nach erlittenem SHT, wodurch die Entwicklung von Fähigkeiten zur Bewertung und Entscheidungsfindungen in sozialen Lebenssituationen erschwert werden könnte. In ihrer Metaanalyse von insgesamt 296 Datensätzen von SHT-Überlebenden beobachten Babbage et al. (2011) einen hohen Prozentsatz an Defiziten im Erkennen fazialer Affektausdrücke.

Rehabilitation nach SHT wird durch beeinträchtigte Mentalisierungsleistungen erschwert

2.3 Hirntumore

Verschiedene Übersichtsartikel zeigen einen engen Zusammenhang zwischen primären Hirntumoren und soziokognitiven Auffälligkeiten, wobei sich das Gros der Forschung auf Defizite im Bereich der Emotionserkennung und, weniger umfassend, Empathie und Theory of Mind konzentriert. Diesbezüglich zeigen sich z. T. transiente Beeinträchtigungen vor und nach einer Tumorbehandlung, die in ihrer Ausprägung von Tumorhistologie und Lokalisation variieren und sich nach einigen Monaten wieder erholen (vgl. Pertz et al., 2020; Pertz et al., 2022).

Zum Teil transiente Beeinträchtigungen der Emotionserkennung vor und nach Tumorbehandlung

Nur wenige Untersuchungen befassten sich mit komplexeren sozialen Kognitionen. Pertz et al. (2021) konnten zeigen, dass Patient:innen mit Primären ZNS-Lymphomen auch bei anhaltender Remission von mindestens 1 Jahr noch Beeinträchtigungen im Bereich der Empathie und des sozialen Problemlösens aufweisen. Sowohl das freie Generieren von optimalen Lösungen für schwierige interpersonelle Situationen als auch das bloße Erkennen solcher Lösungen fiel ihnen schwerer als Gesunden, obgleich sie diese Situationen als ähnlich unangenehm einschätzten.

Weniger gut untersucht, aber belegt, sind Einschränkungen komplexer Sozialer Kognitionen in Zusammenhang mit Hirntumoren

Beeinträchtigungen Sozialer Kognitionen in Zusammenhang mit Hirntumoren zum Teil indirekt durch intrakranielle Druckerhöhung bedingt

In der soziokognitiven Domäne der Emotionserkennung beobachteten Özyurt et al. (2020) bei Personen mit neoplastischen Veränderungen im Bereich des Hypothalamus und der Hypophyse, dass diese u.a. deutlich damit zu kämpfen hatten, anhand prosodischer Wahrnehmungen sowie kombiniert mit mimischen Informationen auf den Affektzustand der Sprecher:innen rückzuschließen. Gleichzeitig wiesen sie auch Mentalisierungsdefizite auf. Raumfordernde Veränderungen in der Region um den Hypothalamus und die Hypophyse gehen mit einer intrakraniellen Druckerhöhung einher, die benachbarte subkortikale Strukturen wie z.B. das limbische System und dessen kortikalen Efferenzen funktionell stören können.

2.4 Epilepsie

Bei fokalen Epilepsien scheinen die Beeinträchtigungen Sozialer Kognitionen unabhängig von der Lage der epileptogenen Herde zu sein

Ziaei et al. (2023) untersuchten den Einfluss von fronto- und temporo-fokaler Epilepsie auf die Sozialen Kognitionen und kamen zu dem Schluss, dass die untersuchten Patient:innen, unabhängig von der Lokalisation ihrer epileptogenen Herde, im Vergleich mit Gesunden in allen Domänen Sozialer Kognitionen schlechter abschnitten. Insbesondere fiel ihnen auf, dass Betroffene in ToM-Aufgaben schlechtere Leistungen als in empathiebasierten Tests erbrachten. Mirabel und Kolleg:innen (2020) postulieren in ihrer Übersichtsarbeit, dass Störungen Sozialer Kognitionen als ein integraler Bestandteil einer Epilepsieerkrankung jedweder Form gesehen und entsprechend therapeutisch adressiert werden müssen. Die Lebensqualität (QOL, Quality of Life) von Menschen mit chronischen neurologischen Erkrankungen hängt entscheidend von ihren Möglichkeiten sozialer Teilhabe ab. Bora und Meletti (2016) verglichen die Daten von 1.356 Fällen von Temporallappenepilepsie hinsichtlich der Fähigkeiten zur fazialen Emotionserkennung. Sie kommen zu dem Ergebnis, dass ToM-Defizite umso ausgeprägter sind, je jünger Betroffene bei Krankheitsbeginn waren. Dabei spielte es scheinbar keine Rolle, ob die Epilepsie-Betroffenen sich einer medio-temporalen Lobektomie unterzogen hatten oder nicht. Ferner ergab die Datenübersicht eine determinierende Rolle der rechten Hirnhälfte für das Erkennen von Angst, Trauer und Ekel anhand von Gesichtsausdrücken.

Bei Temporallappenepilepsie ausgeprägtere Defizite je jünger die Betroffenen bei Krankheitsbeginn waren

2.5 Multiple Sklerose (MS)

Soziokognitive Defizite bei MS unabhängig vom Grad der körperlichen und psychischen Beeinträchtigung

Neuhaus et al. (2018) beobachten bei einer Stichprobe von 35 MS-Patient:innen, dass diese im Vergleich zu Gesunden Probleme bei der Identifizierung affektiver Mimik sowie bei Leistungen der affektiven ToM sowie ToM höherer Ordnung aufweisen. Die soziokognitiven Probleme scheinen in ihrer Ausprägung gänzlich unabhängig vom Grad der körperlichen oder psychischen Beeinträchtigung zu sein. Auch Cotter et al. (2016) stellten in ihrer Übersicht fest, dass die meisten Studien über soziokognitive Störungen bei MS vorwiegend auf die Verarbeitung affektiver Gesichtsausdrücke setzen. Auch zeigten sich tendenziell Defizite in dieser Domäne bei gleichzeitiger Betonung auf Störungen der Wahrnehmung aversiver Mimik, die mit zunehmendem Alter der Proband:innen anstiegen.

Bisherige Forschung fokussierte v. a. auf Emotionserkennungsdefizite bei MS

2.6 Neurodegenerative Erkrankungen

Kennzeichen aller neurodegenerativen Erkrankungen ist der sukzessive und unumkehrbare Abbau von Nervenzellen. Sie können primär mit motorischen Auffälligkeiten und Störungen der muskuloskelettalen Kontrolle einhergehen, denen eine Demenz folgen kann, aber nicht zwingend muss (z. B. Morbus Parkinson). Wiederum steht in anderen Fällen die Demenz im Vordergrund, bei der sich neben dem Verlust an kognitiven und mnestischen Funktionen zugleich ein Abbau sozialer Kognitionen zeigt. Im Alltag können sich Betroffene zwar noch eine recht lange Zeit auf Interaktionsangebote ihrer sozialen Umwelt einlassen, sie sind dabei jedoch im Erkennen von Gefühlen und Absichten ihres Gegenübers zunehmend beeinträchtigt. So gelingt es ihnen nicht mehr, interaktiv via Mimik, Gestik und Prosodie vermittelte Signale zu dekodieren. Demenzerkrankte haben daher Schwierigkeiten zu erkennen, was von ihnen in bestimmten Situationen erwartet wird. Ein eigenständiges Initiieren von Interaktionen, wie etwa neue Bekanntschaften zu schließen, wird sukzessive unmöglich (z. B. Duclos et al., 2018). Psychisch werden neurodegenerative Pathologien oftmals von Depressionen, diffusen Ängsten, zuweilen auch von Zwangshandlungen flankiert.

2.6.1 Morbus Parkinson

Leitsymptome der Parkinson-Krankheit sind motorische Störungen, die vorwiegend tremoröser und/oder rigoroser Qualität sind. Psychisch stellen sich im Verlauf der Erkrankung gehäuft Depressionen ein, gepaart mit einer Reduktion der affektiven und prosodischen Ausdrucksmöglichkeiten. Für Außenstehende sind der kleinschrittige Gang und feinschlägige Ruhetremor der Hände sowie das maskenhaft und dysmimisch wirkende „Salbengesicht“ bezeichnend.

Letzteres nahmen Kang und Kolleg:innen (2019) zum Anlass, um das spontane und willkürliche faziale Mimikry-Verhalten von Parkinson-Patient:innen zu untersuchen. Dabei stellten sie fest, dass Betroffene in beiden Bedingun-

Reduziertes Mimikry-Verhalten bei Parkinson

gen deutlich schlechter als Gesunde abschnitten, und dass die reduzierte Mimikry-Fähigkeit mit der Reduktion des persönlichen Wohlbefindens einhergeht. Bedenke man, dass soziale Mimikry ein wichtiges Tool zur Herstellung von sozialer Reziprozität und Nähe ist, könnte der Verlust dieser empathischen Kernkompetenz der psychosozialen Isolation Betroffener noch Vorschub leisten.

Palmeri und Kolleg:innen (2017) konstatieren, dass Parkinson-Erkrankte, unabhängig von sonstigen neurokognitiven Störungen, bereits in einem sehr frühen Stadium ihrer Erkrankung soziokognitive Beeinträchtigungen aufweisen. Die Krankheit scheint ihnen insbesondere die Fähigkeiten zur emotionalen Gesichtserkennung, sozialen Perspektivübernahme und Entscheidungsfindung nach und nach zu nehmen. Im Unterschied dazu weisen Alonso-Recio et al. (2021) auf einen Zusammenhang zwischen allgemeinen neurokognitiven Funktionen und soziokognitiven Störungen im Rahmen von Parkinson-Erkrankungen hin. Einigkeit herrscht jedoch darüber, dass soziokognitive Funktionen als unabhängiges Konstrukt diagnostisch erfasst werden sollten (vgl. Kapitel 4).

2.6.2 Alzheimer-Demenz

Nach Schätzung der Deutschen Gesellschaft für Neurologie (DGN, 2016) nimmt die Alzheimer-Erkrankung etwa 70 bis 80 % aller neurodegenerativen Erkrankungen ein. Kernmerkmale sind kognitiv-emotionale Störungen, die besonders die frühe Krankheitsphase charakterisieren. Später folgen Verhaltensauffälligkeiten wie Agitiertheit, ein Wechsel zwischen gereizter Impulsivität und depressiver Niedergeschlagenheit, aber in erster Linie dominieren zeitliche und örtliche Desorientiertheit sowie Gedächtnisprobleme. Im späten Krankheitsverlauf stellen sich zusätzlich wahnhaft-paranoide Symptome ein und letzten Endes die Unfähigkeit, Nahestehende zu erkennen und mit anderen sozial zu interagieren. Verdon et al. (2007) beobachteten bei einer Stichprobe von 20 Alzheimer-Erkrankten, dass bereits in einer frühen Krankheitsphase Störungen der kognitiven ToM auftraten, resp. Schwierigkeiten, Handlungsabsichten anderer aus dem situativen Kontext abzuleiten. Desmarais et al. (2018) verweisen darauf, dass Alzheimer-Erkrankte bereits zu einem frühen Zeitpunkt durch sozial bizarres und disinhibiertes Verhalten auffallen, was sich jedoch recht lange maskieren lässt.

Störungen Sozialer Kognitionen bereits früh im Verlauf der Alzheimer-Erkrankung

2.6.3 Morbus Huntington

Die Krankheit zeichnet sich durch choreatische Bewegungsstörungen aus. Die hyperkinetischen Bewegungen entäußern sich im Bereich der Extremitäten, des Gesichts sowie in Rumpf und Nacken als ruckartig überschießende und unwillkürliche muskuläre Massenbewegungen. Während die choreatischen Exazerbationen sich über eine durchschnittliche Dauer von bis zu 15 Jahren erstrecken, setzen bereits in einer frühen Krankheitsphase neuropsychologische Probleme ein, wie Störungen der Aufmerksamkeit und v. a. der Exekutivfunktionen, die im Alltag für Zerfahrenheit, Ablenkbarkeit etc. sorgen. In den Blickpunkt der Forschung sind seit einigen Jahren auch soziokognitive Störungen gerückt. Mason, Schaepers und Barker (2021) stellten in ihrer Arbeit fest, dass soziokognitive Störungen bei der Huntington-Krankheit weit häufiger beobachtet werden, als bislang angenommen. Eddy und Rickards (2015) schließen aus ihrer Untersuchung, dass Veränderungen der Theory of Mind bei Huntington-Erkrankten mit hoher Wahrscheinlich lange vor Einsetzen der Motorikstörungen auffällig werden.

Soziale Kognitionen bei Huntington ggf. lange vor Einsetzen der Motorikstörungen beeinträchtigt und häufiger als bislang angenommen

2.6.4 Frontotemporale Demenz (FTD)

Klinisch finden sich bei der FTD zwei Prägnanztypen, die behaviorale Variante der FTD (bvFTD) sowie die primär progressive Aphasie (PPA), wobei die Aphasie entweder nicht flüssig-agrammatisch, semantisch oder logopenisch geprägt sein kann. Charakteristisch für den behavioralen Typus ist die zunehmende Veränderung des affektiven Erlebens und Verhaltens. Gleichzeitig zeigen sich auch ausgeprägte Störungen der Sozialen Kognitionen sowie Verhaltensstörungen, die sich in Gestalt unangemessener Interaktionen, Witzelsucht, sexuell anzüglichen oder enthemmten Verhaltens manifestieren. Psychisch fallen Apathie, aber auch subeuphorisches Verhalten auf. In seltenen Fällen entwickeln Betroffene kleptomanes und anderweitiges delinquentes Verhalten. Gossink et al. (2018) zeigten, dass sich die Leistungen von bvFTD-Patient:innen im *Ekman 60 Faces Test* deutlich von denen anderer neurodegenerativ sowie psychiatrisch Erkrankter unterschieden. Schroeter und Kolleg:innen zeichnen in ihrer 2018 publizierten Studie ein sehr ähnliches Bild. Auch hier war die mimische Emotionserkennung (modifizierter *Reading the Mind in the Eyes Test*) hinsichtlich der Differenzierung zwischen Patienten mit einer bvFTD und Kontrollprobanden anderen Exekutivtests überlegen.

Einschränkungen Sozialer Kognitionen bei der bvFTD v. a. hinsichtlich der Emotionserkennung besonders ausgeprägt

In der PPA-Form der FTD dominieren zu Beginn der Erkrankung fast ausschließlich aphasische Störungen. Im späteren Verlauf folgen dennoch Verhaltensstörungen sowie soziokognitive Veränderungen, sobald die Neurodegeneration Netzwerke der Sozialen Kognition anzugreifen beginnt. Der Verlust der affektiven und kognitiven Empathie, Störungen des sozialen Problemlösens sowie unangemessenes interpersonales Verhalten scheinen den neurodegenerativen Prozess in verhaltensrelatierten Schaltkreisen des Frontalcortex widerzuspiegeln (Shinagawa et al., 2006).

Merke

- Potenzielle Einschränkungen Sozialer Kognitionen sind bei einer Vielzahl neurologischer Erkrankungen gut belegt, wobei sich die Forschung lange hauptsächlich auf den Bereich der fazialen Emotionserkennung fokussierte.
- Dies und die individuelle Heterogenität der Erkrankungen und ihrer Verläufe sowie assoziierter kognitiver Beeinträchtigungen erschweren derzeit noch eine klare Profilbildung und betonen daher die Notwendigkeit einer breit angelegten Diagnostik im Hinblick auf Emotionserkennung, Empathie und soziales Problemlösen.

2.7 Rolle komorbider psychischer Störungen in der Behandlung soziokognitiver Störungen

Das Konstrukt der Sozialen Kognitionen wurde bei psychischen Erkrankungen wesentlich früher und differenzierter als bei neurologischen Erkrankungen in den Blickpunkt der Betrachtungen genommen. Auf Basis der bisherigen wissenschaftlichen Evidenz kann insgesamt konstatiert werden, dass soziokognitive Beeinträchtigungen für die Vorhersage, Diagnostik und Behandlung psychischer Erkrankungen hochgradig relevant sind. So erhöht z. B. das Vorliegen von Beeinträchtigungen in diesem Bereich bei biologischen Verwandten von Menschen mit manifesten psychischen Erkrankungen, also bei vorbestehender genetischer Vulnerabilität, das Risiko, die entsprechende Erkrankung selbst zu entwickeln (Derntl & Habel, 2011).

Soziokognitive Störungen sind für die Vorhersage, Diagnostik und Behandlung psychischer Störungen relevant

Bei bereits Erkrankten wurden soziokognitive Auffälligkeiten mit einem ungünstigeren Krankheitsverlauf und erhöhter Chronizität assoziiert. Dies lässt sich u. a. vor dem Hintergrund eines Vulnerabilitäts-Stress-Modells erklären. Wer Schwierigkeiten hat, zu verstehen, wie andere Menschen sich fühlen und was sie denken, sowie Unsicherheiten im Hinblick darauf zeigt, wie man sich in sozialen Situationen angemessen verhalten sollte, der wird häufiger mit Problemen im sozialen Umfeld konfrontiert sein. Diese Belastungen führen zu Stress, der zur Exazerbation einer bestehenden Psychopathologie oder zu Rückfällen nach remissionsfreien Phasen führen kann (Brüne, 2001).

Beeinträchtigungen Sozialer Kognitionen erhöhen den Stress in interpersonellen Situationen

Wie bereits erwähnt, begann traditionell die Erforschung soziokognitiver Beeinträchtigungen mit Untersuchungen bei ASS und Psychosen, v. a. im Kindesalter. Seit über 10 Jahren wird jedoch zunehmend deutlich, dass auch andere psychische Erkrankungen mit Schwierigkeiten im Bereich der Sozialen Kognitionen einhergehen können (vgl. Thoma et al., 2013b, für eine Übersicht bei affektiven Störungen, Abhängigkeitserkrankungen und Persönlichkeitsstörungen). Inzwischen hat sich gezeigt, dass die Problematik auch bei einer ganzen Reihe weiterer Erkrankungen auftritt, u. a. in Zusammenhang mit Verhaltenssüchten (Arafat & Thoma, 2023).

Frühe Studien fokussierten auf Autismus und Psychosen

Soziokognitive Störungen bei weiteren psychischen Erkrankungen belegt

Affektive Störungen wurden nach psychotischen Erkrankungen im Hinblick auf soziokognitive Funktionen am besten untersucht. Vor allem Depressionen wurden mit Problemen der Emotionserkennung (vgl. Metaanalyse von Krause et al., 2021, v. a. Schwierigkeiten beim Erkennen von glücklichen Gesichtern) und Empathie/ToM in Verbindung gebracht, die bei bipolar und psychotisch Erkrankten in noch stärkerer Ausprägung auftreten (van Neerven et al., 2021). Interessanterweise zeigt sich bei depressiv Erkrankten auch ein Negativitätsbias in der Wahrnehmung dergestalt, dass sie glückliche Gesichtsausdrücke erst dann als solche identifizieren, wenn diese in einem Paradigma, in dem sich die Gesichter allmählich von einem traurigen zu einem glücklichen Gesichtsausdruck verändern, in einer stärkeren Intensität präsentiert werden. Dieser Bias vermindert sich bei Abnahme der depressiven Symptomatik wieder (Münkler et al., 2015). Auch das soziale Problemlösen ist beeinträchtigt (Thoma et al., 2015). Im Hinblick auf Empathie zeigt sich bei Menschen mit depressiven Erkrankungen, dass bei ihnen insbesondere eine Tendenz besteht, sich von negativen emotionalen Zuständen anderer Personen überwältigt zu fühlen (vgl. Thoma et al., 2013a), was auf eine defizitäre Fremd-Selbst-Unterscheidung und somit letztlich mangelnde kognitive Flexibilität/Inhibitionsfähigkeit zurückzuführen sein könnte.

Depressive Menschen sind häufig von negativen emotionalen Zuständen Anderer überwältigt

Eine Metaanalyse von Couette et al. (2020) hat auch für die Posttraumatische Belastungsstörung (PTBS) Einschränkungen der Emotionserkennung und der affektiven und kognitiven Aspekte von Empathie und ToM nachgewiesen. Einschränkungen der affektiven Empathie waren dabei mit verbal und/oder körperlich aggressivem Verhalten assoziiert, was auch für das Auftreten von aggressiven Verhaltensweisen bei psychisch traumatisierten SHT-Patient:innen relevant sein könnte.

Verminderte affektive Empathie bei PTBS mit erhöhter Aggressivität assoziiert

Auf neuronaler Ebene werden die soziokognitiven Beeinträchtigungen bei depressiven Erkrankungen, aber auch bei der PTBS v. a. mit einer Frontalhirndysfunktion und beeinträchtigter Kommunikation mit subkortikalen Strukturen wie dem limbischen System in Verbindung gebracht (Cusi et al., 2012; Couette et al., 2022), die natürlich auch in Zusammenhang mit verschiedenen neurologischen Erkrankungen auftreten.

Zusammenhang zwischen soziokognitiven Beeinträchtigungen und frontolimbischen Auffälligkeiten bei psychischen Erkrankungen

Eine Alexithymie, eine sog. „Gefühlsblindheit" (Sifneos, 1972), liegt nach Kafetsios und Hess (2019) häufig Störungen der sozialen Interaktionen zugrunde. Eine Studie von Di Tella et al. (2020) zeigt anhand einer nicht klinischen Stichprobe (N= 206) einen Zusammenhang zwischen Alexithymie und schlechterem soziokognitivem Funktionsniveau auf. Ein Review von Pinna et al. (2020) verweist auf den ungünstigen Einfluss alexithymer Persönlichkeitsausprägungen auf den Outcome psychiatrischer Behandlungen.

Gefühlsblindheit oder Alexithymie beeinträchtigen häufig soziale Interaktionen

Die Unfähigkeit, persönliche Gefühlsregungen differenziert wahrzunehmen, sie kognitiv zuzuordnen und explizit zu artikulieren, hat ebenfalls zur Folge, dass non- und paraverbale Kommunikationssignale kaum genutzt werden.

Psychische Begleiterkrankungen müssen bei der Diagnostik und Behandlung soziokognitiver Störungen bei Menschen mit neurologischen Erkrankungen berücksichtigt werden

Ferner wird angenommen, dass Menschen mit einem hohen Alexithymie-Score (gemessen mit der Toronto Alexithymia Scale-20, TAS-20; Bagby et al., 1994) eine höhere Vulnerabilität hinsichtlich der Entwicklung einer psychosomatischen Erkrankung aufweisen (z. B. Merlo et al., 2023).

Diese Befunde sprechen dafür, in der künftigen Erforschung und Diagnostik soziokognitiver Beeinträchtigungen eher einen transdiagnostischen Ansatz zu verfolgen, der individuellen Unterschieden Rechnung trägt (vgl. Cotter et al., 2018).

Merke

- Bislang haben sich in der Forschung keine trennscharfen differenzialdiagnostischen Profile herauskristallisiert, die es z. B. erlauben würden, soziokognitive Beeinträchtigungen im Rahmen einer Depression von denen abzugrenzen, die beispielsweise in Zusammenhang mit einer traumatischen Hirnschädigung auftreten.
- Dennoch ist es unabdingbar, den zusätzlichen Beitrag komorbider psychischer Erkrankungen zum (sozio-)kognitiven Beeinträchtigungsprofil von Menschen mit erworbenen Hirnschädigungen in Diagnostik und Therapie zu berücksichtigen.
- Dabei sollte v. a. eine personenzentrierte, individuelle Perspektive eingenommen werden.

Eine kürzlich erschienene Studie hat gezeigt, dass sowohl soziokognitive Beeinträchtigungen als auch depressive Störungen unabhängig voneinander das funktionale Outcome nach SHT beeinflussen. Die Autor:innen schlussfolgern, dass die Behandlung der Beeinträchtigungen der soziokognitiven Funktionen am besten funktionieren wird, wenn auch die depressive Symptomatik berücksichtigt wird (Venkatesan et al., 2021).

Beeinträchtigte Leistungen in der Emotionserkennung bzw. ToM hingen bei MS-Patient:innen teilweise mit höheren Ausprägungen von Fatigue, Depression und Ängstlichkeit (Genova et al., 2020) zusammen. Assoziationen zwischen Fatigue und soziokognitiver Beeinträchtigung wurden bei dieser Patient:innengruppe jedoch nicht konsistent nachgewiesen (Lohaus, Witt, Schürmeyer, Wolf & Thoma, 2023). Bei diesen Zusammenhängen stellt sich die Frage, inwiefern Fatigue und/oder Depressivität zu sozialem Rückzug führen, der mangels Übungsgelegenheiten ein Nachlassen soziokognitiver Fähigkeiten bedingt, oder aber ob umgekehrt mit der Ätiologie zusammenhängende Beeinträchtigungen soziokognitiver Fähigkeiten sozialen Rückzug, Fatigue und Depressivität begünstigen.

2.8 Epidemiologische Daten

Die skizzierten neurologischen und psychischen Krankheitsbilder verdeutlichen, dass es kaum eine hirnorganisch begründete Erkrankung gibt, die nicht potenziell auch Einschränkungen im Bereich Sozialer Kognition nach sich ziehen könnte. Angesichts der Beteiligung weitreichender kortikaler als auch subkortikaler Strukturen und assoziierter Beeinträchtigungen in kognitiven Funktionen wie Aufmerksamkeit, Gedächtnis und exekutive Funktionen vermag dies kaum zu verwundern. Zugleich sind im klinischen Alltag Untersuchungen der Sozialen Kognitionen noch weit vom Standardrepertoire neuropsychologischer Diagnostik entfernt. Dies liegt vermutlich größtenteils daran, dass in den ersten Wochen und Monaten nach einem neurologischen Akutereignis im Sinne der *Activities of daily living* (ADL) die körperliche Mobilisierung und Wiederherstellung neuropsychologischer Kernkompetenzen priorisiert werden müssen. Zudem scheint innerhalb der psychologischen Profession, trotz eines durchaus vorhandenen Problembewusstseins, nach wie vor große Unsicherheit hinsichtlich einer systematischen Diagnostik von Sozialen Kognitionen zu herrschen (siehe Kelly et al., 2017).

Die verfügbare Forschungsliteratur wartet in erster Linie mit Studien auf, deren Designs das Konstrukt der Sozialen Kognitionen vornehmlich mit den Domänen Emotionserkennung, Empathie und ToM operationalisieren. Untersuchungen der stärker verhaltensassoziierten Konstrukte, die auf diesen Fähigkeiten aufbauen, wie dem sozialen Problemlösen, liegen kaum vor. Tabelle 2 bietet einen kurzen Abriss über einschlägige Studien der jüngsten Vergangenheit, die gleichzeitig auch eine epidemiologische Einschätzung erlauben. Dementsprechend sei darauf hingewiesen, dass es sich nicht um eine erschöpfende Übersicht handeln kann.

Tabelle 2: Ausgewählte Studien zur Epidemiologie neurologisch bedingter Störungen Sozialer Kognitionen

Ätiologie	Prävalenz
Zerebrovaskuläre Erkrankungen	Sensenbrenner et al. (2020) • 46.5 % weisen auch 3 Jahre nach Onset noch Beeinträchtigungen in der Emotionserkennung auf (besonders bei niedrigem Bildungsgrad) • 34.2 % gleichzeitige Beeinträchtigungen in ToM (Faux Pas Test) • v. a. mit nonverbalen episodischen Gedächtnisdefiziten assoziiert

Tabelle 2: Fortsetzung

Ätiologie	Prävalenz
Schädelhirntrauma	Babbage et al. (2011) • 39 % der Untersuchten mit Defiziten in Emotionserkennung • über Zeitraum von 12 Monaten stabile Problematik De Sousa et al. (2011) • Prävalenzschätzungen für Empathiedefizite nach SHT bei 60 % • i. d. R. Selbsteinschätzungen anhand von Fragebögen McDonald & Genova (2021) • Prävalenzschätzungen für Theory of Mind nicht verfügbar • Beeinträchtigungen mit moderater Effektstärke (0.5–08.)
Hirntumore	Goebel et al. (2018) • 83 % von 30 Untersuchten in mind. einem soziokognitiven Test auffällig, insbesondere in zwei Tests zur Erfassung kognitiver Empathie und des sozialen Schlussfolgerns
Epilepsie	Ziaei et al. (2023) • Metaanalyse von 1.482 Fällen Temporallappenepilepsie (TLE) und 113 mit Frontallappenepilepsie (FLE) • TLE-Gruppe: im Vergleich zu Gesunden schlechtere Leistungen in ToM ($g = .95$) und Emotionserkennung ($g = .69$) • FLE-Gruppe: schlechtere Emotionserkennung als TLE-Gruppe • ToM in Gruppe mit rechtsseitiger TLE: $g = 1.10$ • ToM in Gruppe mit linksseitiger TLE: $g = .90$
Multiple Sklerose	Lin et al. (2021) • ToM/insgesamt: MS-Betroffene im Vergleich zu Gesunden: $g = -0.77$ • ToM/kognitiver: $g = -0.72$ • ToM/affektiver: $g = -0.84$ • Emotionserkennung/fazial: $g = -0.62$
Alzheimer Demenz (AD)	Kessels et al. (2021) Untersuchung von 29 AD- und 31 mit MCI Patient:innen mit dem *Emotion Recognition Test* und ToM-Tests erster Ordnung (gesunde Kontrollgruppe) • AD-Gruppe: Störung bei Erkennen von Wut, Ekel und Überraschung • MCI-Gruppe: Störung bei Erkennen von Wut, Ekel und Angst • affektneutrale Gesichter: keine Unterschiede zwischen den drei Gruppen • ToM: schlechter als Gesunde, aber keine Unterschiede zwischen AD- und MCI-Gruppe • signifikanter Zusammenhang zwischen schlechten Leistungen im Erkennen mimischer Affektausdrücke und sozialem Funktionsniveau

Tabelle 2: Fortsetzung

Ätiologie	Prävalenz
Morbus Huntington	Cavallo et al. (2022) • Soziale Kognitionsstörungen gehen mit dysexekutiven Störungen, Einbußen von Gedächtnis und Aufmerksamkeit Hand in Hand • signifikante Einbuße der kognitiven und affektiven ToM • zunehmende Einschränkungen der fazialen Emotionserkennung, mimische Affektausdrücke von Ekel und Angst schlechter erkennbar
Frontotemporale Demenz	Benussi et al. (2022) • Einbußen der Empathiefähigkeit gehören zu den häufigsten frühen Krankheitszeichen einer bvFTD • zwanghaftes und perseverierendes Verhalten sowie Inhibitionsstörungen sind dominierende Merkmale komorbider dysexekutiver Störungen • Probleme der Mentalisierung, v. a. bei Perspektivwechsel

2.9 Verlauf und Prognose

Verlauf und Prognose von unbehandelten soziokognitiven Störungen sind bislang kaum untersucht

Es liegen kaum Studien vor, die explizit den unbehandelten Verlauf und die Prognose für soziokognitive Einschränkungen in den Blickpunkt der Betrachtungen nehmen. In der Regel fokussieren sie dabei auf eine Ätiologie, am häufigsten traumatische Hirnschädigungen.

Störungen Sozialer Kognitionen können z. B. in Zusammenhang mit einer Hirntumorbehandlung transienter Natur sein, oft sind sie aber auch nach Jahren noch nachweisbar

Unbehandelt können Einschränkungen Sozialer Kognitionen chronisch auch Jahre nach einem Schädigungsereignis bestehen bleiben und mit Verhaltensproblemen zusammenhängen (z. B. 3 bis 4 Jahre nach Schlaganfall: Nijsse et al., 2019a, 2019b). Teilweise kann es sich bei soziokognitiven Beeinträchtigungen, z. B. im Bereich der Emotionserkennung in Zusammenhang mit Hirntumoren auch um transiente Phänomene handeln, die vor und nach einer medizinischen Behandlung auftreten, sich aber im Laufe weniger Monate auch spontan erholen können (vgl. Übersichten von Pertz et al., 2020, 2022).

Soziokognitive Störungen können den gesamten Rehabilitationsverlauf beeinträchtigen

Untersuchungen belegen, dass Einschränkungen im Bereich der Sozialen Kognitionen negative Auswirkungen auf den gesamten Rehabilitationsverlauf, auch in anderen Bereichen, haben können.

Spikman et al. (2013) berichten z. B., dass sich vorbestehende Defizite in der Emotionserkennung, nicht aber im Bereich der exekutiven Funktionen, negativ darauf auswirkten, ob die Patient:innen von einem Therapieprogramm zur Behandlung von dysexekutiven Problemen profitieren. Einschränkungen der Perspektivübernahme/Theory of Mind wirken sich zudem negativ auf die

Störungen Sozialer Kognitionen belasten auch Angehörige

Lebensqualität der Angehörigen aus (Bivona et al., 2015). Angehörige von Patient:innen mit SHT sind auch 1 Jahr nach der Verletzung besonders belastet, wenn die Patient:innen selbst besonders geringe Empathiewerte aufweisen (Klyce et al., 2023).

Drei bis sechs Monate nach einer subarachnoidalen Blutung zeigten Patient:innen im Vergleich zu gesunden Kontrollpersonen schlechtere Leistungen im Bereich der Emotionserkennung, ToM und Empathie. Diese hingen mit höheren Apathiewerten und stärker ausgeprägten Verhaltensproblemen in der Einschätzung durch nahe Angehörige zusammen (Buunk et al., 2017).

Einschränkungen Sozialer Kognitionen sagen Verhaltens- und Interaktionsprobleme vorher

In der bislang größten prospektiven Kohortenstudie wurden Kinder, die im Alter zwischen 0 und 18 Jahren einen ischämischen Schlaganfall erlitten haben, über 5 Jahre nachbeobachtet. Dabei zeigten sich auch nach 5 Jahren im Vergleich zu gesunden Kontrollkindern deutliche Beeinträchtigungen in allen untersuchten soziokognitiven Domänen (Emotionserkennung, kognitive und affektive ToM). Die Läsionsgröße sagte dabei signifikant das Ausmaß der Beeinträchtigungen in affektiver ToM voraus. Eine kombinierte kortikale-subkortikale Läsion wirkte sich hingegen negativ auf alle Aspekte der ToM aus. Schlechtere Leistungen im Bereich der ToM hingen prospektiv mit weniger prosozialem Verhalten sowie größeren Problemen im Bereich der Interaktion mit Gleichaltrigen im Elternbericht zusammen (Ryan et al., 2021). Ähnlich zeigte sich für Erwachsene nach einem Schlaganfall, dass Einschränkungen im Bereich der ToM selbstberichtete Depression und Einsamkeit 6 Monate später vorhersagten. Verminderte Leistungen in einer Aufgabe zur kognitiven Flexibilität in sozialen Kontexten hingen hingegen mit Problemen im Sozialverhalten im Fremdbericht zusammen (Adams et al., 2020).

Merke

- Einschränkungen Sozialer Kognitionen können auch Jahre nach Beginn der neurologischen Erkrankung noch nachweisbar sein.
- Sie erschweren die Rehabilitation und soziale wie berufliche Wiedereingliederung und belasten Angehörige.

3 Grundlagen

Klassische Studien zu Sozialen Kognitionen bei Gesunden richten ihren Fokus meistens nur auf einzelne Komponenten und betrachten diese v. a. in der frühen Ontogenese – in Kindheit und Jugend – oder im Verlauf nicht pathologischer Alterungsprozesse. Während soziokognitive Defizite bei psychischen Störungen schon seit 20 bis 30 Jahren intensiv beforscht werden, hat dieses Thema in Zusammenhang mit neurologischen Erkrankungen erst vor ca. 10 Jahren wissenschaftlich deutlich an Fahrt aufgenommen. Dieser Umstand steht im Kontrast zur klinischen Relevanz, denn aus soziokognitiven Einschränkungen kann sozial unangemessenes Verhalten resultieren (May et al., 2017), was u. a. häufig zu Rückzug und Isolation der Betroffenen führt (Goverover et al., 2017). Belegt ist ebenso, dass soziokognitive besser als kognitive Defizite die funktionelle Erholung nach SHT vorhersagen (McDonald, 2013; Ubukata et al., 2022), stark mit familiärer Belastung zusammenhängen (Bivona et al., 2015; Douglas & Spellacy, 2000) und die berufliche Wiedereingliederung erschweren (Meulenbroek & Turkstra, 2016).

Soziokognitive Störungen und neurologische Erkrankungen werden diagnostisch häufig übersehen

Dennoch werden soziokognitive Defizite diagnostisch und therapeutisch seltener beachtet. Eine Umfrage unter 443 klinisch tätigen Personen ergab, dass 84 % von ihnen bei mehr als der Hälfte ihrer Patientinnen und Patienten mit SHT deutliche soziokognitive Beeinträchtigungen beobachten. Gleichzeitig berichteten 78 % der Befragten, dass sie diese Bereiche nie oder selten formal untersuchen, was teils mit dem Fehlen geeigneter standardisierter und normierter Messinstrumente begründet wurde (Kelly et al., 2017). Eine Befragung von neuropsychologisch Behandelnden in Frankreich ergab zusätzlich, dass sich diese oftmals nicht hinreichend in der Thematik aus- und weitergebildet fühlen (Quesque et al., 2022).

3.1 Entwicklungspsychologische Modelle Sozialer Kognitionen

Aus einer entwicklungspsychologischen Perspektive zeigt sich, dass sich Vorläuferfähigkeiten der oben genannten Domänen sehr früh ausbilden. So zeigen bereits Säuglinge basale Fähigkeiten der Emotionserkennung anhand von Gesichtern und Stimmen. Zunächst neigen sie jedoch primär zur Gefühlsansteckung. Erst später reift die Differenzierung zwischen der eigenen und einer fremden Perspektive heran. Die grundlegende Fähigkeit zu verstehen, dass andere mentale Zustände haben können, die von den eigenen abweichen, entwickelt sich um das 4. Lebensjahr herum.

ToM-Entwicklung über die gesamte Lebensspanne

Die frühkindliche ToM-Entwicklung geht eng mit der allgemeinen neurokognitiven, insbesondere aber mit der sprachlichen Reifung einher (Carlson, Koenig & Harms, 2013). Grosse Wiesmann, Friederici, Singer und Steinbeis (2020) nehmen an, dass es bereits vor dem Einsetzen des aktiven Sprechens eine einfache Form von ToM gibt, wodurch bereits sehr junge Kinder zur Vorhersage fremder Handlungen in der Lage sind, ohne aber diese explizit artikulieren zu können. Daher regen sie die Unterscheidung zwischen einem expliziten ToM-System, das mit Zunahme der kortikalen Dichte und Erweiterung der kortikalen Oberfläche einhergeht, und einem impliziten System, das an die Dichtezunahme im Bereich des Gyrus supramarginalis sowie des dorsalen PFC gebunden ist, an.

Der Blick auf das andere Ende der Lebensspanne, also auf ältere Menschen, lässt ein mit dem normalen Altern einhergehendes Nachlassen der Mentalisierungsfähigkeiten vermuten. Moran, Jolly und Mitchell (2012) zeigten in ihrer Studie, dass sich ältere Gesunde (Durchschnittsalter von 71.8 ± 1.9) nicht nur durch deutlich schlechtere soziokognitive Leistungen von jungen Proband:innen (Durchschnittsalter von 23.0 ± 0.9) unterschieden, sondern auch eine geringere Durchblutung im Bereich des dorsalen medialen Präfrontalcortex (dmPFC) aufwiesen. Diese Hirnregion stellt einen wesentlichen Bestandteil des Default Mode Netzwerks dar, dem nicht nur eine zentrale Rolle für den Zustand der „kognitiven Entspannung" zugesprochen wird, sondern v. a. für alle Arten von selbst- sowie fremdbezogenen Mentalisierungsaufgaben.

Ausdifferenzierung Sozialer Kognitionen während der Adoleszenz

Die höheren soziokognitiven Fähigkeiten entwickeln sich allerdings später als das Bewusstsein um unterschiedliche Bedürfnisse und Wünsche, das ggf. schon um das 2. Lebensjahr entsteht. Eine Verfeinerung und Ausdifferenzierung soziokognitiver Fähigkeiten erfolgen weiterhin in der Adoleszenz. Nach Kilford, Garrett und Blakemore (2016) vertieft sich u. a. die Intensität gesichtsverarbeitender Prozesse. Zu dem einst im Säuglingsalter nur rudimentären Erkennen eines menschlichen Gesichts gesellen sich im Laufe der ersten beiden Lebensdekaden visuoperzeptive Fähigkeiten, die über die reine Physiognomie eines Gesichts hinaus Merkmale registrieren, die soziale Rückschlüsse wie z. B. hinsichtlich der Attraktivität oder des sozialen Status erlauben. Ferner bilden sich Fähigkeiten zur Mentalisierung sowie zum sozialen Perspektivwechsel stetig weiter aus. Diese Veränderungen sind den für die Adoleszenz charakteristischen neuronalen „Umbaumaßnahmen" geschuldet, die mit einer Dichtezunahme der grauen Substanz des inferioren parietalen und superioren temporalen Gyrus sowie des dorsolateralen PFC einhergehen (vgl. Corrigan et al., 2021). Zusätzlich differenziert sich die weiße Substanz und die Myelinisierung des frontalen Cortex schreitet weiter voran (Baum et al., 2022). Neuesten Forschungsbefunden zufolge kommt die Myelinisierung des Frontallappens erst in der vierten Lebensdekade zum Abschluss (siehe Kirilina et al., 2020).

3.2 Neurobiologische Modelle: Das soziale Gehirn

Emotionales Erleben und Verhalten und das Zentralnervensystem bilden ein untrennbares Paar, wie bereits im vorangegangenen Abschnitt erkennbar wurde. Soziales Verhalten und Soziale Kognitionen benötigen daher als neuronales Korrelat ein „soziales Gehirn“.

Die Social Brain Hypothese postuliert, dass die Notwendigkeit zu sozialen Interaktionen und Kooperationen evolutionsbiologisch dem menschlichen Gehirn zu der uns heute bekannten Größe und Komplexität verholfen habe (z. B. Dunbar, 2009).

Soziales Verhalten braucht ein „Social Brain“

3.2.1 Gesichtserkennung und Affektmimik

Innerviert werden Gesichtsbewegungen, wie alle Körperbewegungen, durch das pyramidal und extrapyramidal motorische System. Während Willkürbewegungen als bewusste Umsetzung von Bewegungsimpulsen im primären Motocortex initiiert und ihre motorischen Befehle entlang der Pyramidenbahn an die entsprechenden Muskelgruppen weitergegeben werden, entstehen die eigentlichen motorischen Impulse subkortikal, wo sie sich mit affektiven Impulsen das limbische System als einen gemeinsamen Ursprungsort teilen.

In neurobiologischen Modellen der Gesichtserkennung nimmt das fusiforme Gesichtsareal oder *Fusiform Face Area* (FFA) zweifelsohne eine exponierte Stellung ein. Der *Gyrus fusiformis* ist im ventralen Abschnitt des Temporalcortex lokalisiert und „antwortet“ vornehmlich auf menschliche und tierische Gesichter. Dennoch feuert die FFA nicht ausschließlich bei Gesichtern, sondern auch bei sonstigen visuellen Nicht-Gesichter-Inputs (Adolphs, 2009). Treten zeitgleich Gesichter und andere Objekte im Gesichtsfeld auf, scheint der Gyrus fusiformis das Gesicht zu präferieren, wenngleich auch andere neurovisuell spezialisierte Hirnregionen auf das visuell erfasste Gesicht reagieren (Haxby et al., 2001). Zugleich werden Gesichter subkortikal verarbeitet, d. h. ihre retinalen Abbildungen werden im *nicht genikulären Anteil der Sehbahn* direkt zum *Ncl. Suprachiasmaticus,* der *Area pretectalis* und dem *Colliculus superior* weitergeleitet. Unter Umgehung des Thalamus, dem Tor zum Bewusstsein, bleiben die gesehenen Eindrücke zwar unbewusst, können jedoch trotzdem eine neuronale Antwort auslösen.

Dieser subkortikale Weg erklärt, weshalb Bilder von Affektausdrücken selbst dann eine emotionale Reaktion provozieren, wenn sie bspw. im blinden Gesichtsfeld oder mit ablenkenden Flickerreizen dargeboten werden (z. B. Cecere et al., 2014). Subkortikal verarbeitete visuelle Reize erreichen sowohl den *Sulcus Temporalis superior* als auch die *Amygdala.*

Auch unbewusst gesehene Affektausdrücke verfehlen nicht ihre Wirkung

Für die Aktivierung und Perzeption mimischer Affektausdrücke sind die Augen- und Mundpartie von ausschlaggebender Bedeutung, ihre Interpretation jedoch basiert auf der individuellen Lernbiografie.

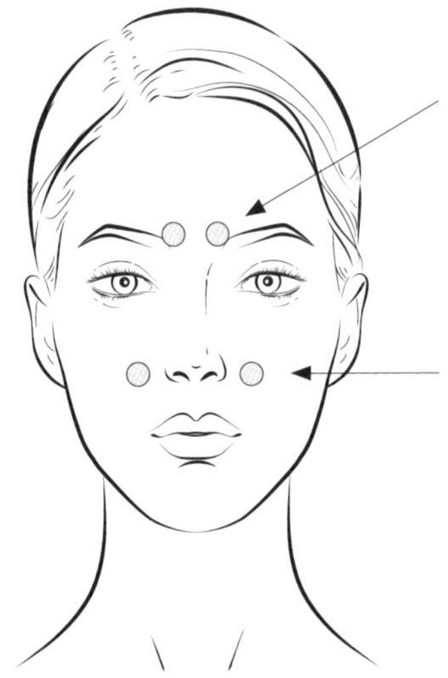

Abbildung 3: Gesichtsmuskeln mit zentraler Relevanz für die Affektmimik

Forschungen zu Affektmimik setzen daher entweder die faziale Elektromyographie (fEMG) ein, um Muskelaktivitäten des Corrugator supercilii sowie Zygomaticus major Muskels (vgl. Abb. 3) abzuleiten, oder Eyetracking-Verfahren, um das visuelle Explorationsmuster der Probanden während des „Mimik-Lesens“ zu erfassen. Eisenbarth und Alpers (2011) verfolgten die Blickbewegungen Gesunder und stellten fest, dass diese beim Betrachten von „traurigen Gesichtern“ durchschnittlich länger die Augenregion fixierten. Wenn hingegen glückliche Affektausdrücke beurteilt wurden, verweilten die Blicke länger in der Mundregion. Jede der beiden Gesichtspartien scheint also affektspezifische Merkmale zu prägen.

Affektmimik wird kulturinvariant enkodiert, jedoch kulturabhängig dekodiert

Grundsätzlich wird angenommen, dass die mimische Expression von Basisemotionen kulturinvariant bzw. universell sei (z. B. Ekman, Sorenson & Friesen, 1969; Susskind et al., 2008). Dies muss mit einigen Einschränkungen gesehen werden, da prinzipiell die Enkodierung der Mimik global identisch sein mag, ihre Dekodierung jedoch, d. h. das „Ablesen“ der Mimik, kulturspezifischen Gewohnheiten zu folgen scheint. Angehörige kollektivistischer, zumeist asiatischer Kulturen fixieren eher die Augen- als die Mundregion (Jack et al., 2012).

Merke

- Die Mimik kann zu sozialkommunikativen Zwecken willentlich innerviert werden. Sie kann sich jedoch auch reflektorisch und unwillkürlich als Mikroexpressionen manifestieren.

- Für das Erkennen des mimischen Affektausdrucks ist nicht nur der genikuläre Weg über die Sehbahn zum primären visuellen Cortex und den nachgeschalteten Assoziationscortizes verantwortlich.
- Auch nicht bewusst wahrgenommene Mimik kann über den nicht genikulären Weg eine rasche subkortikale Affektantwort auslösen. Dies gilt im Besonderen für aversive Affektausdrücke wie Angst oder Ekel.

3.2.2 Neuronale Korrelate der Empathie

Aus neurowissenschaftlicher Sicht ist die Simulation intero- und exterozeptiver Sinneseindrücke ein Schlüssel zur Empathie. Die intensive Vorstellung davon, wie sich eine bestimmte Körpersensation anfühlt (z. B. sich lebhaft an einen Magenkrampf erinnern, während jemand von seinen akuten Bauchschmerzen berichtet), die sogar mit einer automatischen und i. d. R. unbewussten Imitation von assoziierten Gesichtsausdrücken und anderen körperlichen Ausdrücken („Mimikry" oder auch motorische Empathie) einhergeht, aktiviert kortikale und subkortikale Regionen so, dass das Ereignis teilweise tatsächlich nachempfunden wird. Dies wird als die neuronale Basis der sog. emotionalen oder affektiven Empathie verstanden, die über das reine motorische Nachvollziehen eines emotionalen Zustandes auch das stellvertretende Miterleben von Gefühlszuständen anderer und u. U. eigene emotionale Reaktionen darauf einschließt.

Hypothese der geteilten neuronalen Netzwerke

Diese Annahme der Aktivierung geteilter neuronaler Netzwerke („shared neural circuits"-Hypothese) während des empathischen Einfühlens in andere (für Übersichten siehe de Vignemont & Singer, 2006; Engen & Singer, 2013) wurde in den frühen Studien v. a. anhand von Paradigmen untersucht und bestätigt, in denen Schmerzerfahrungen anderer beobachtet wurden. Dabei stellte sich heraus, dass ein Kernnetzwerk, welches die *anteriore Insula* sowie das *anteriore Cingulum* umfasst, die sog. affektive Schmerzmatrix, nicht nur aktiviert wird, wenn man selbst Schmerzen erleidet, sondern auch, wenn man andere schmerzleidende Personen beobachtet.

Bei der Beobachtung und eigenen Erfahrung von Schmerzen werden teils überlappende Hirnareale aktiviert

Geteilte Schmerzmatrix aus vorderer Inselregion und dem anterioren Cingulum

Die Annahme der geteilten neuronalen Netzwerke bestätigt sich auch für empathierelevante Prozesse in Zusammenhang mit anderen Gefühlszuständen wie Ekel (anteriore Insula: Wicker et al., 2003). Die Beobachtung, wie eine andere Person z. B. an den Beinen berührt wird, löst nicht nur eine Aktivierung des somatosensorischen Cortex (Gyrus postcentralis) aus, was angesichts des sozialen Phänomen des „körperlichen Mitfühlens" recht erhellend scheint (vgl. Keysers et al., 2004; Lamm, Decety & Singer, 2011), sondern auch der Regionen des fusiformen Körperareals (Fusiform Body Area) sowie des extrastriären Körperareals (Extrastriate Body Area), wo die zentrale Verarbeitung von Körperformen sowie biologischer Bewegungen erfolgt. Zudem

Überlappende Hirnaktivierungen auch für andere selbst erlebte und beobachtete Gefühlszustände

wird das Empathie-Netzwerk durch hohe neuronale Aktivitäten des mittleren Cingulums und Gyrus supramarginalis moderiert. In zahlreichen Untersuchungen wurde der temporoparietale Übergang als diejenige Hirnregion identifiziert, die eine Abgrenzung der eigenen Gefühlszustände von denen anderer Personen erlaubt.

Die Ausführungen zu den geteilten Netzwerken für Empathie lassen unmittelbar an das zunächst bei Affen identifizierte Spiegelneuronensystem (Rizzolatti & Craighero, 2004) denken, welches aktiv wird, wenn eine (motorische) Handlung beobachtet wird und dabei gewissermaßen die motorische Umsetzung dieser Handlung auf Hirnebene widerspiegelt.

Das Kernnetzwerk des Spiegelneuronensystems veranschaulicht die Lage der wichtigsten in den nachfolgenden Abschnitten genannten Areale und umfasst den inferioren frontalen Gyrus sowie den inferioren Parietallappen. Eine systematische Übersicht und Metaanalyse von Bekkali et al. (2021) kommt jedoch zu dem Schluss, dass emotionale und kognitive Empathie nur moderat mit der Aktivität des menschlichen Spiegelneuronensystems korreliert, was zum Teil auch an methodischen Inkonsistenzen bei der Erfassung der zugrunde liegenden Konstrukte liegen könnte.

Die kognitive Empathie als die Fähigkeit, emotionale Zustände anderer gedanklich zu erschließen, basiert auf Informationen, die aus Prozessen der motorischen und emotionalen Empathie gewonnen wurden, und weist starke neuronale Überlappungen mit der affektiven ToM auf (vgl. Abschnitt 3.2.3). Kognitive und emotionale (affektive) Empathie können unabhängig voneinander bei neurologisch und psychiatrisch Erkrankten beeinträchtigt sein (vgl. Shamay-Tsoory, 2011). In Übereinstimmung mit den vorhergehenden Ausführungen identifizierten Tholen et al. (2020) anhand von Untersuchungen mit funktioneller Magnetresonanztomographie (fMRI) folgende Hirnstrukturen als Komponenten eines weitreichenden neuronalen Empathie-Netzwerks (siehe auch Abb. 4):

- anteriore Insula,
- anteriorer Cingulum,
- dorsomedialer präfrontaler Cortex (dmPFC),
- Gyrus frontalis inferior,
- dorsaler temporo-parietaler Übergang,
- Gyrus supramarginalis.

Empathie-induzierte neuronale Aktivierungen stehen zudem in einem engen Zusammenhang mit dem ventralen Aufmerksamkeitsnetzwerk, das bei visuo-räumlichen Leistungen eine herausragende Rolle einnimmt (z. B. Umarova et al., 2010).

3.2.3 Neuronale Korrelate der Theory of Mind

Empathie und ToM verfügen über zwei separate neuronale Netzwerke

Trotz konzeptueller Überschneidungen (siehe auch Abschnitt 1.3.2 und Tabelle 1) zeigt sich, dass Empathie und ToM separat zwei distinkte neuronale Routen aktivieren. Während Empathiefunktionen am ehestens mit einer hohen Aktivierung der beidseitigen anterioren Insula sowie des anterioren cingulären Cortex einhergehen (vgl. Abschnitt 3.2.1), aktivieren ToM-Leistungen vorherrschend den medialen PFC, beide Temporalpole, den temporoparietalen Übergang sowie den superioren temporalen Sulcus.

Klassisches ToM-Netzwerk aus PFC und temporoparietalem Übergang

Wieder einmal erweist sich das neuronale Netzwerk, das sich vom PFC aus über große Abschnitte der temporoparietalen Region hinweg bis zum Sulcus parietooccipitalis erstreckt, als klassischer morphologischer Dreh- und Angelpunkt menschlichen Verhaltens. Tholen und Kolleg:innen (2020) legen dabei ein besonderes Augenmerk auf die vier folgenden ToM-relevanten Strukturen:

- ventraler temporoparietaler Übergang (TPJ),
- Gyrus temporalis superior,
- bilaterale Temporalpole,
- anteriore und posteriore Mittellinienregion, entlang der Fissura longitudinalis.

Nebstdem verzeichnen Maliske, Schurz und Kanske (2023) Co-Aktivierungen am posterioren Ende des Cingulums, im Bereich des Precuneus sowie in den Regionen, die gemeinhin mit dem Default Mode Network (Raichle et al., 2001) in Verbindung stehen. In der Zusammenschau wird ersichtlich, dass eine solche Fülle an vielschichtigen soziokognitiven Prozessen folgerichtig einer entsprechend engmaschigen Dichte an subkortikokortikalen Verschaltungen bedarf. Bemerkenswert erscheint, dass die Designs vieler früher ToM-Studien kaum zwischen *affektiven* und *kognitiven ToM*-Leistungen differenzierten. Schlaffke et al. (2015) konnten anhand einer Stichprobe aus 30 gesunden Männern zwei voneinander abgrenzbare ToM-Netzwerke aufzeigen:

- Affektive ToM: PFC, posteriorer Cingulum, Nucleus Caudatus der Basalganglien.
- Kognitive ToM: Precuneus, Cuneus, rechts- und linksseitiger Temporallappen.

Sebastian et al. (2012) vermuten, dass es nicht nur zwei distinkte ToM-Netzwerke gibt, sondern dass es scheinbar im Verlaufe der Ontogenese sogar zu einer deutlichen Dissoziation der beiden kommt. Zum einen stellten sie fest, dass Aufgaben mit Anforderung an die affektive ToM eine höhere neuronale Aktivierung des medialen und ventromedialen PFC verursachten. Zum anderen beobachteten sie bei Adoleszenten im Alter von 11 bis 16 Jahren, dass deren ventromediale PFC-Aktivierung deutlich höher als die von erwachsenen Probanden zwischen 24 und 40 Jahren lag. Dem ventromedialen PFC ordnen sie die primärintegrierende Verarbeitung affektiver Information während eines ToM-Prozesses zu. Sein höheres Aktivierungsniveau bei adoleszenten Proband:innen interpretieren die Autor:innen als Resultat altersbedingter Verarbeitungsunterschiede. Möglicherweise können Erwachsene auf größere Erfahrungsressourcen zurückgreifen, um soziale Kontextinformationen effektiver zu verarbeiten, während Jüngere mehr mit dem Erwerb und Einordnen neuer interpersonaler Erfahrungen beschäftigt sind.

Lebensaltersabhängig höhere Aktivierung des ventromedialen PFC

Merke

Trotz konzeptueller Überschneidungen werden Empathie und Theory of Mind über zwei distinkte neuronale Netzwerke bzw. Routen umgesetzt.

- Im „Empathie-Netzwerk" werden Informationen der Emotionserkennung aus Mimik, Gestik und Prosodie analysiert und integriert.
- Im „ToM-Netzwerk" werden Gefühle, Gedanken und Absichten einer anderen Person durch Perspektivwechsel und Mentalisierungsprozesse verarbeitet und erschlossen.
- Trotz der separaten neuronalen Verarbeitungswege können situative Kontextfaktoren (vgl. Abschnitt 3.3.1) auch zeitlich und räumlich synchrone Aktivierungen und Co-Aktivierung auslösen.

3.2.4 Zusammenfassende Betrachtung der neuronalen Korrelate Sozialer Kognitionen

Wie aus den vorhergehenden Ausführungen bereits ersichtlich wird, sind die neuronalen Korrelate soziokognitiver Subdomänen in den Bereichen Emotionserkennung, Empathie und ToM am besten beforscht. Dabei zeigt sich – gemäß der Komplexität des Konstruktes – dass zahlreiche Hirnareale teils überlappend für die verschiedenen Hirnfunktionen involviert sind. Wenn es um komplexere Manifestationen Sozialer Kognitionen, wie z. B. soziales Problemlösen und Sozialverhalten, geht, so ist die Bestimmung der beitragenden Hirnareale noch schwieriger, da es sich um äußerst heterogene Konstrukte handelt. Eine vereinfachte zusammenfassende Darstellung der neuronalen Korrelate soziokognitiver Funktionen findet sich in Anlehnung an die Übersicht von Henry et al. (2016) in Abbildung 4.

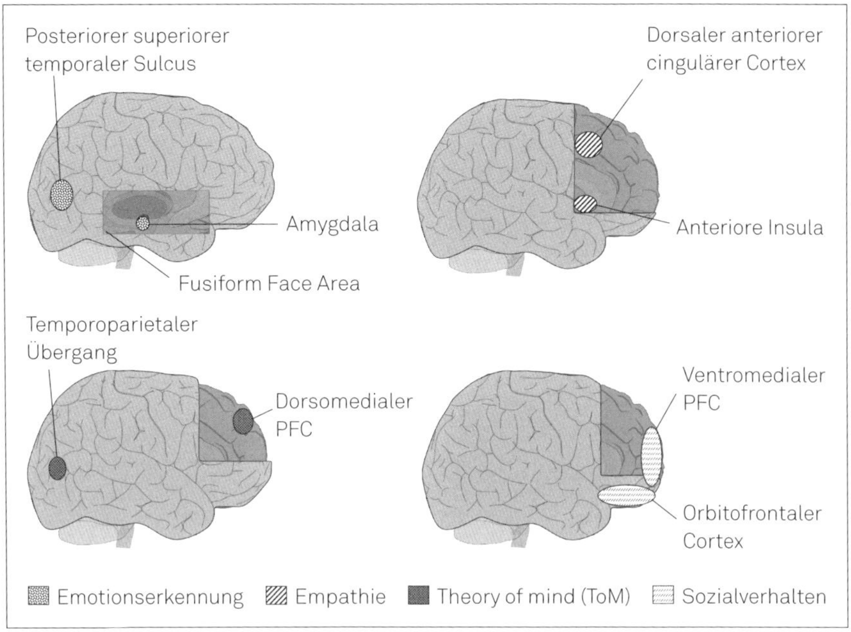

Abbildung 4: Übersicht über neuronale Korrelate verschiedener Subdomänen Sozialer Kognitionen (in Anlehnung an Henry et al., 2016)

3.3 Biopsychosoziales Modell Sozialer Kognitionen

Allgemein wird in der Psychologie für psychische Funktionen wie neuro- und soziokognitive Leistungen angenommen, dass sie unter dem starken Einfluss der individuellen biopsychosozialen Entwicklung stehen (vgl. Cassel et al., 2019): Das Neugeborene trifft mit seiner gesamtgenetischen Disposition auf ein psychosoziales Umfeld, das entweder seine physiologischen und psychologischen Grundbedürfnisse angemessen zu stillen vermag oder nicht. Dementsprechend stellen sich als Reaktionen entweder Gefühle von Geborgenheit oder Bedrohung, Neugier und Entdeckungslust oder Unsicherheit und Rückzugsverhalten ein, um nur einige zu nennen.

Soziale Kognitionen unterliegen wie andere psychische Funktionen der biopsychosozialen Entwicklungsdynamik

Dies hat wiederum zur Folge, dass das heranwachsende Kind sukzessive Strategien der Anpassung und Bewältigung erlernt, übt und entfaltet. Durch Beobachtung der Umgebung entwickelt sich das Wissen über die Welt, die darin befindlichen Dinge und Menschen und ihre Beziehung zueinander. Antizipatorische Vorhersagen im Sinne von sozialen Hypothesen werden etabliert. Anhand wiederholter Erfahrungen von Erfolg und Misserfolg, Belohnung und Bestrafung entsteht kontingentes und assoziatives Lernen. Über die gesamte

Biografie hinweg manifestieren sich auf diese Weise Regeln, Vorlieben, Abneigungen, Grundannahmen, Überzeugungen usw., die den individuellen soziokognitiven Blickwinkel und die Dynamik interpersonaler Beziehungen formen (vgl. Eslinger & Long, 2016).

Unterdessen zementieren neuroendokrine und neurochemische Reaktionen die neuronalen Neuverknüpfungen, wodurch die für die allgemein- und soziokognitive Informationsverarbeitung notwendige „Hardware“ konfiguriert wird. So nivelliert sich ein personenspezifisches physiologisches Milieu, das kognitiv-emotionale Aktivitäten nicht nur begleitet, sondern neuroaktiv im Sinne einer Zirkularität wiederum ähnlich konnotierten Gedanken und Gefühlen den Weg ebnet. Soziale Interaktionen erfahren somit eine permanente Integration in das Zusammenspiel zwischen Gehirn- und Körperreaktionen, das die Beziehung des Individuums zu seiner sozialen Umwelt widerspiegelt.

Anhaltend belastende Lebensthemen und Situationen wie z. B. Misshandlungserfahrungen, körperliche und psychische Deprivation und Erkrankungen erzwingen persistente physiologische Stressantworten (z. B. Datta & Arnsten, 2019; Dunn & Swiergiel, 2008). Die bahnende Wirkung langzeitlicher neuroendokriner „Entgleisungen“ in der Genese psychischer Erkrankungen ist insbesondere für den Bereich früher Traumatisierungen (vgl. Monteleone et al., 2020) sowie PTBS gut beforscht (vgl. Cassiers et al., 2019; Seligowski et al., 2020).

Merke

- Soziokognitive Kompetenzen und die Fähigkeit, einer sozialen Situation angemessen zu begegnen, sind Produkte eines lebenslangen biopsychosozialen Lernprozesses.
- Sozialkompetentes Problemlöseverhalten ist von einer funktionalen Stress- und Affektregulation durch das zentrale und periphere Nervensystem abhängig, um kognitiv und emotional flexibel auf die jeweiligen Herausforderungen durch die interpersonale Konstellation und Kommunikation reagieren zu können.

3.3.1 Die Rolle neuroendokriner Regulatoren

Stressoren jeglicher Art aktivieren sowohl auf zellulärer als auch systemischer Ebene weitreichende Reaktionsketten. So moduliert auch psychosozialer Stress die Genexpression und Aktivität von Zellen, die metabolische und regenerative Körperprozesse steuern (McEwen, 2008). Als systemische Reaktion aktiviert sich die Hypothalamus-Hypophyse-Nebennieren-Achse (HHNA), was u. a. zur Freisetzung des Steroidhormons Cortisol führt, das sympathoadrenomedulläre System, das u. a. Adrenalin freisetzt, sowie das Immunsystem, bspw. mit Entsendung proinflammatorischer Zytokine (vgl. Berger et al., 2019).

Für die subkortiko-kortikale Orchestrierung der neuronalen Stressantwort ist das Neurotransmittertrio aus Dopamin, Noradrenalin und Serotonin essenziell. Als Botenstoffe ermöglichen sie neurokognitive Funktionen wie Wachheit und Aufmerksamkeit, Motorik, Gedächtnisleistungen etc. und beeinflussen maßgeblich das soziokognitive und emotionale Erleben und Verhalten (eine fundierte Übersicht bietet von Dawans, Strojny & Domes, 2021). Zur Vorbeugung einer Deregulation der Stressantworten sorgen regulatorische Negativ-Feedback-Mechanismen, z. B. mittels Substanz P, Glycin und GABA. Als bedeutsamer Stressregulator gilt Oxytozin.

Das Trio Dopamin, Noradrenalin und Serotonin ist für neuro- und soziokognitive Funktionstüchtigkeit essenziell

Das in der Boulevardpresse gerne als „Kuschelhormon" betitelte Peptidhormon Oxytozin wird im Hypothalamus gebildet und über die Hypophyse sezerniert. Peripher entfaltet es eine humorale Wirkung, während es zentral als Neurotransmitter fungiert. Der Oxytozin-Rezeptor OXTR wird peripher u. a. im Endometrium exprimiert, wo er reproduktive Prozesse beeinflusst, was Oxytozin eine einflussreiche Rolle bei Erkrankungen des reproduktiven Systems einräumt. Daneben wird im Kontext unterschiedlichster Erkrankungen, wie u. a. onkologische und metabolische Erkrankungen, zunehmend die Rolle einer Dysbalance des OXTR-Systems diskutiert (Pierzynowska et al., 2023), so auch hinsichtlich neuropsychiatrischer Erkrankungen wie Zwangsstörungen, Schizophrenie oder Autismus (Iovino et al., 2021).

Der Oxytozin-Rezeptor OXTR wird zentral und peripher exprimiert

Im Gehirn ist Oxytozin für die Entfaltung menschlicher Bindungsprozesse von elementarer Bedeutung, weil es u. a. emotionale Zustände wie Nähe und Vertrautheit, sexuelle Erregung oder mütterliche Fürsorge reguliert und den Beschützerinstinkt im Sinne einer aggressiven Abwehr fördert. Karabatsiakis et al. (2022) beobachteten bei frischgebackenen jungen Vätern einen Zusammenhang zwischen einem veränderten Oxytozin-Level und individuellen Bindungsmustern.

Seine spezifische Wirkung scheint Oxytozin insbesondere über Modulationen amygdaler Prozesse auszuüben, wodurch es als Neurotransmitter der Entwicklung von Vertrauen, kooperativem Verhalten und Empathie Vorschub leistet (Ebert & Brüne, 2018). Unter Oxytozin-Einfluss konzentriert sich die Aufmerksamkeit verstärkt auf die Augenregion des Gegenübers, faziale Kommunikationssignale können besser erschlossen werden, wodurch Vertrautheit hergestellt wird (Ross & Young, 2009). Derlei Befunde haben Hoffnungen geweckt, Oxytozin als Therapeutikum bei Störungen Sozialer Kognitionen einzusetzen (vgl. Abschnitt 5.4.3).

Oxytozin „besänftigt" unangenehme Gefühle

Merke

- In ontogenetischer Hinsicht sind gerade die ersten beiden Lebensdekaden für die Ausbildung der neuronalen und neurophysiologischen Korrelate von Sozialen Kognitionen von besonderem Belang.

- Das physiologische Milieu wird durch neuroendokrine und neurochemische Korrelate geprägt, das mit Stressantworten auf die Interaktionen mit der sozialen Umwelt reagiert und daher unter ständigem Regulationsdruck steht.

3.3.2 Rolle des sozialen Kontextes

Es gelingt Menschen nicht immer gleich gut, die Emotionen anderer zu dekodieren, sich in deren Lage hineinzuversetzen und auch dann z. B. empathisch zugewandt zu bleiben, wenn man sich selbst durch das Verhalten des Gegenübers verärgert fühlt. Soziokognitive Verarbeitungsprozesse werden durch den situativen Kontext geprägt. Dazu gehören Charakteristika der an einer sozialen Situation beteiligten Personen (wie z. B. das Geschlecht, Alter, die kulturelle Herkunft, biografische Erfahrungen) sowie allgemeine Aspekte des situativen und interpersonellen Kontextes (z. B. ob eine enge persönliche Beziehung zwischen den Beteiligten besteht, ob Vorerfahrungen mit einer Situation bestehen). So hat sich z. B. gezeigt, dass die Aktivierung von gemeinsamen Hirnregionen für das Schmerzempfinden geringer ausfiel, wenn die beobachteten Personen in einem zuvor durchgeführten gemeinsamen Strategiespiel als unfair erlebt wurden. Zusätzlich wurde dieser Effekt durch das Geschlecht der Beobachtenden moderiert: Männer zeigten zusätzlich eine Aktivierung des Belohnungssystems bei der Betrachtung als unfair wahrgenommener Mitspieler, die Elektroschocks appliziert bekamen. Auch zeigen sich die typischen empathierelatierten Effekte auf Hirnebene in einem stärkeren Ausmaß, wenn Mitglieder einer Gruppe, der man sich selbst zugehörig fühlt, Schmerzreize appliziert bekommen, im Vergleich zu Mitgliedern einer Außengruppe (vgl. Bernhardt & Singer, 2012; Kanske et al., 2017).

Umso wichtiger ist es, dass soziokognitive Verarbeitungsprozesse gerade in klinischen Studien entgegen der frühen neurowissenschaftlichen Untersuchungstradition auch naturalistische Paradigmen nutzen, die soziale Stimuli im Kontext zeigen (wie z. B. in Filmen), sowie die Interdependenz von neuronalen Verarbeitungsprozessen in Gehirnen von Menschen untersuchen, die gemeinsam in derselben Situation interagieren (Redcay & Moraczewski, 2020).

Zugunsten einer höheren ökologischen Validität gehen sog. Hyperscanning-Studien einen Schritt weiter, indem sie die Hirnaktivitäten von Kindern und Eltern während deren Live-Interaktion aufzeichnen. Die dabei beobachtete Interbrain-Synchronität erlaubt Einblicke in die reziproken neuronalen Wechselspiele und Reaktionen auf das tatsächlich ablaufende Interaktionsverhalten. Hyperscanning-Studien gehen u. a. der Frage nach den unterschiedlichen Einflüssen väterlicher und mütterlicher Reziprozitätsmuster auf die allgemeinkognitive und soziokognitive Entwicklung des Kindes nach (z. B. Bi, Cui & Ma, 2023).

Abbildung 5 visualisiert den Ansatz von Cassel und Kolleg:innen (2019), der die Plausibilität von Phänomenen des sozialen Lebensalltags wie stimmungsabhängiges Versagen sozialer Kognitionen, z.B. unter hohem psychischem Stress oder bei körperlicher Erschöpfung vermittelt (unwirsches, taktloses Verhalten etc.). Eine Hirnschädigung, bspw. ein SHT mit den assoziierten morphologischen und funktionellen Veränderungen, würde modellgemäß die biologische Disposition modifizieren, wodurch sich Störungen neuropsychologischer Funktionen wie Aufmerksamkeit, Sprache oder Gedächtnis einstellen. Diese würden zu Verschiebungen innerhalb des „biopsychosozialen Wirkungskreises" führen, die Soziale Kognitionen ungünstig beeinflussen und subsequent kompetentes soziales Problemlösen erschweren.

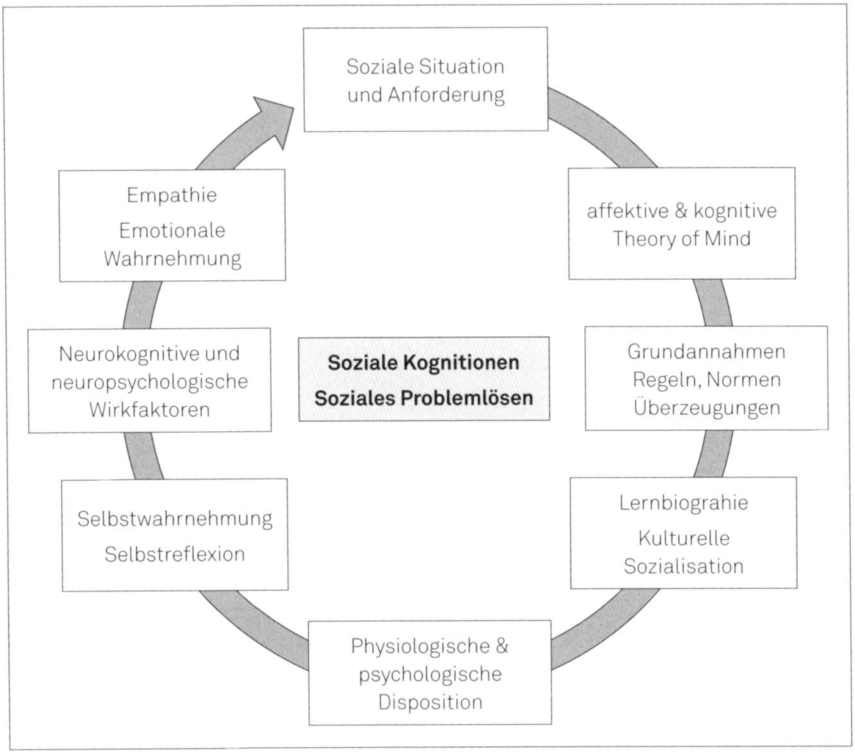

Abbildung 5: Biopsychosoziale Einflussfaktoren Sozialer Kognitionen (modifiziert nach Cassel et al., 2019)

4 Diagnostik

In diesem Kapitel wird zunächst die Einordnung von soziokognitiven Störungen in der *Internationalen Klassifikation psychischer Störungen:* ICD-10 (World Health Organization, akt. Version von 2024, dt. BfArM) mit einem kurzen Ausblick auf die ICD-11 (World Health Organization, 2022; dt. noch nicht öffentlich verfügbar), im *Diagnostischen und Statistischen Manual Psychischer Störungen* (DSM-5; American Psychiatric Assocation [APA]/Falkai et al., 2018) sowie in der *International Classification of Functioning Disability and Health* (ICF; World Health Organization, 2001) vorgenommen. Anschließend werden Fragebögen und Testverfahren zur Erfassung der verschiedenen Aspekte von Einschränkungen in diesem Bereich vorgestellt. Diese Verfahren sollen die Klassifikation der Beeinträchtigungen sowie die Behandlungsplanung erleichtern, wenngleich vorweggenommen werden muss, dass bislang nur eine kleine Auswahl von Verfahren für diesen Bereich standardisiert und entwickelt wurde.

4.1 Klassifikationssysteme

4.1.1 Klassifikation nach ICD-10 und ICD-11

Soziokognitive Störungen bei neurologischen Erkrankungen in der ICD-10 am ehesten unter F07

ICD-Diagnosen unsystematisch teils nach Ätiologie, teils nach Symptomatik geordnet

Beeinträchtigungen soziokognitiver Funktionen treten bei vielen psychischen und neurologischen Erkrankungen auf

Soziokognitive Störungen lassen sich in der ICD-10 am ehesten unter der Ziffer F07, und somit den organisch bedingten Persönlichkeits- und Verhaltensstörungen (siehe Tabelle 3), einordnen. Ein generelles Problem der ICD-10-Diagnosen im F0-Kapitel besteht darin, dass unsystematisch, teils nach spezifischer Ätiologie („... nach Schädelhirntrauma"), teils nach vorherrschender Symptomatik („Organische Persönlichkeitsstörung") kodiert wird. Wie in Kapitel 2 deutlich wird, ist es jedoch nicht möglich, spezifische Muster soziokognitiver Beeinträchtigungen definierten Ätiologien zuzuordnen. Alle Formen soziokognitiver Beeinträchtigungen können in unterschiedlichen Schweregraden bei verschiedenen neurologischen, aber auch psychischen Erkrankungen vorkommen. Zusätzlich treten soziokognitive Störungen häufig in Zusammenhang mit demenziellen Erkrankungen auf, u. a. bei der FTD. Auf deren diagnostische Einordnung wird hier jedoch mit Verweis auf den in der Reihe *Fortschritte der Neuropsychologie* ebenfalls erschienenen Band zum Thema „Demenzen" (Jahn & Werheid, 2015, Band 14) nicht näher eingegangen.

Die ICD-10 spezifiziert, dass die organisch bedingten Persönlichkeits- und Verhaltensstörungen durch eine „auffällige Veränderung des gewohnten prämorbiden Verhaltens" charakterisiert sein müssen und aus der Vorgeschichte

Tabelle 3: Persönlichkeits- und Verhaltensstörungen aufgrund einer Krankheit, Schädigung oder Funktionsstörung des Gehirns nach ICD-10 (Code: F07.x)

Ziffer	Diagnose
F07.0	Organische Persönlichkeitsstörung
F07.1	Postenzephalitisches Syndrom
F07.2	Organisches Psychosyndrom nach Schädelhirntrauma
F07.8	Sonstige organische Persönlichkeits- und Verhaltensstörung aufgrund einer Krankheit, Schädigung und Funktionsstörung des Gehirns
F07.9	Nicht näher bezeichnete organische Persönlichkeits- und Verhaltensstörung aufgrund einer Krankheit, Schädigung oder Funktionsstörung des Gehirns

oder aufgrund anderer Hinweise eine hirnorganische Ursache belegt sein muss oder zumindest angenommen werden kann. Für die Diagnose müssen mindestens zwei der folgenden Merkmale vorliegen:

Diagnostik organisch bedingter Persönlichkeits- und Verhaltensstörungen (F07.x) nach ICD-10

1. Andauernd reduzierte Fähigkeit, über längere Zeiträume zielgerichtet zu handeln oder Befriedigungen aufzuschieben.
2. Verändertes emotionales Verhalten, z. B. in Form emotionaler Labilität und leichter Wechsel zu Reizbarkeit, in manchen Fällen auch vorwiegend Apathie.
3. Äußerungen von Bedürfnissen und Impulsen meist ohne Berücksichtigung von Konsequenzen und sozialen Konventionen.
4. Kognitive Störungen, die sich in Misstrauen, paranoidem Denken oder exzessiver Beschäftigung mit einem einzigen, meist abstrakten Thema äußern.
5. Auffällige Veränderung der Sprachproduktion und des Redeflusses, z. B. in Form von Umständlichkeit und Begriffsunschärfe.
6. Verändertes Sexualverhalten (verminderte Sexualität oder Wechsel in der sexuellen Präferenz).

Soziokognitive Defizite in den Symptomkriterien der ICD-10 eher implizit verschlüsselt

Anhand dieser Aufzählung wird ersichtlich, dass die Beeinträchtigungen soziokognitiver Verarbeitung in diesen Kriterien eher implizit zum Ausdruck kommen und sich z. B. in „verändertem emotionalem Verhalten“ oder „der Äußerung von Bedürfnissen und Impulsen ohne Berücksichtigung sozialer Konsequenzen und Konventionen“ manifestieren können. Die soziokognitiven Dysfunktionen stellen aber nicht die einzige mögliche Ursache für solche Symptome dar, darüber hinaus kommen auch zahlreiche andere Faktoren (z. B. eine gestörte Reaktionsinhibition) in Betracht.

F07.8 oder F07.9 gemäß ICD-10 bei vermuteten Syndromen oder bei einer Mischung aus kognitiven und soziokognitiven Störungen nach SHT

Die Diagnosen F07.8 („Sonstige näher bezeichnete organische psychische Störungen aufgrund einer Schädigung oder Funktionsstörung des Gehirns oder einer körperlichen Krankheit“) und F07.9 („Nicht näher bezeichnete organische psychische Störung aufgrund einer Schädigung oder Funktionsstörung des Gehirns oder einer körperlichen Krankheit“) bieten Alternativen an, um soziokognitive Störungen zu verschlüsseln, sofern z. B. ein Syndrom nur vermutet wird (F07.8), oder aber, wenn z. B. nach einem SHT sowohl kognitive als auch Verhaltensstörungen auftreten, da die Diagnosen F07.0 und F07.2 laut ICD-10 nicht gemeinsam vergeben werden dürfen.

Ausblick ICD-11: Soziokognitive Störungen unter neurokognitiven Störungen explizit verschlüsselt

In der ICD-11 werden die soziokognitiven Störungen, wie bereits jetzt im DSM-5 (vgl. Abschnitt 4.1.2), als eine mögliche Manifestationsform „neurokognitiver Störungen" behandelt, deren Ätiologie vielfältiger Natur sein kann (z. B. ein SHT, ein Hirntumor). Im Unterschied zur ICD-10 werden die Beeinträchtigungen Sozialer Kognitionen explizit erwähnt.

Merke

In der ICD-10 werden Einschränkungen Sozialer Kognitionen und Kompetenzen in Zusammenhang mit neurologischen Erkrankungen am ehesten im Kapitel F07 (Persönlichkeits- und Verhaltensstörungen aufgrund einer Krankheit, Schädigung oder Funktionsstörung des Gehirns) kodiert.

4.1.2 Klassifikation nach DSM-5

Soziale Kognitionen als eine von sechs Domänen Neurokognitiver Störungen im DSM-5 explizit benannt

Das DSM-5 (APA/Falkai et al., 2020) benennt im Gegensatz zur ICD-10 die Sozialen Kognitionen explizit als einen von sechs möglichen Funktionsbereichen, die beeinträchtigt sein können, um die übergeordnete Diagnose einer „Neurokognitiven Störung" zu rechtfertigen. Darunter wird eine kognitive Störung mit einem Leistungsabfall gegenüber einem zuvor schon länger erreichten Funktionsniveau und einer erworbenen hirnorganischen Ursache verstanden, im Unterschied zu kognitiven Störungen, die im Rahmen von Psychosen oder entwicklungsbedingten Störungen wie Autismus auftreten und in den entsprechenden Kapiteln des DSM-5 kodiert sind. Das DSM-5 unterscheidet zwischen einer „leichten" und einer „schweren" Ausprägung neurokognitiver Störungen und grenzt diese von einem Delir, das nicht Gegenstand der Betrachtung dieses Bandes ist, ab. Die beiden folgenden Kästen stellen die diagnostischen Kriterien für eine Neurokognitive Störung nach DSM-5 zusammen.

Unterscheidung zwischen leichter vs. schwerer Ausprägung Neurokognitiver Störungen

Diagnostische Kriterien schwere NCD

A. Nachweis einer erheblichen Abnahme kognitiver Leistung, relativ zum vorherigen Leistungsniveau in einem oder mehreren kognitiven Bereichen (komplexe Aufmerksamkeit, exekutive Funktionen, Lernvermögen und Gedächtnis, Sprache, perzeptiv-motorische Kognition oder soziale Kognition) auf Basis von:
   1. Besorgtheit des Patienten oder eines sachkundigen Informanten oder des Klinikers, dass eine erhebliche Abnahme der kognitiven Leistungsfähigkeiten stattgefunden hat, und

2. eine erhebliche Beeinträchtigung der kognitiven Leistungsfähigkeit, vorzugsweise durch eine standardisierte neuropsychologische Testung bzw. bei deren Fehlen durch eine sonstige quantifizierte klinische Bewertung dokumentiert.

B. Die kognitiven Einschränkungen beeinträchtigen die Unabhängigkeit in der Verrichtung alltäglicher Aktivitäten (d.h. zumindest ist Hilfe bei komplexen instrumentellen Alltagsaktivitäten wie Bezahlen von Rechnungen oder Einnahme von Medikamenten notwendig).

C. Die kognitiven Einschränkungen treten nicht ausschließlich im Zusammenhang mit einem Delir auf.

D. Die kognitiven Einschränkungen können nicht besser durch eine andere psychische Störung erklärt werden (z.B. Major Depression, Schizophrenie).

Diagnostische Kriterien leichte NCD

A. Nachweis einer mäßigen Abnahme kognitiver Leistung relativ zum vorherigen Leistungsniveau in einem oder mehreren kognitiven Bereichen (komplexe Aufmerksamkeit, exekutive Funktion, Lernvermögen und Gedächtnis, Sprache, perzeptiv-motorische Kognition oder soziale Kognition) auf Basis von:

1. Besorgtheit des Patienten oder eines sachkundigen Informanten oder des Klinikers, dass eine leichte Abnahme der kognitiven Leistungsfähigkeiten stattgefunden hat, und
2. eine mäßige Beeinträchtigung der kognitiven Leistungsfähigkeit, vorzugsweise durch eine standardisierte neuropsychologische Testung bzw. bei deren Fehlen durch eine sonstige quantifizierte klinische Bewertung dokumentiert.

B. Die kognitiven Einschränkungen beeinträchtigen nicht die Fähigkeit zur selbstständigen Verrichtung alltäglicher Aktivitäten (d.h. das Verrichten komplexer instrumenteller Alltagsaktivitäten, wie Bezahlen von Rechnungen oder Einnahme von Medikamenten, ist weiter selbstständig möglich, aber dazu können größere Anstrengungen, Kompensationsstrategien oder Anpassungen erforderlich sein).

C. Die kognitiven Einschränkungen treten nicht ausschließlich im Zusammenhang mit einem Delir auf.

D. Die kognitiven Einschränkungen können nicht besser durch eine andere psychische Störung erklärt werden (z.B. Major Depression, Schizophrenie).

Zusatzkodierungen bei den Neurokognitiven Störungen: Verhaltensstörungen und Schweregrad

Zusätzlich ist bei der Diagnostik neurokognitiver Störungen nach DSM-5 das Vorliegen einer begleitenden Verhaltensstörung und deren Schweregrad (leicht, mittel, schwer) zu kodieren. Als relevante Verhaltensstörungen gelten z. B. Apathie, affektive oder psychotische Symptome und Unruhe. Für die Bestimmung des Schweregrades gilt:

- *Leicht:* Einschränkungen bei instrumentellen Alltagsaktivitäten (z. B. Hausarbeit, Umgang mit Finanzen).
- *Mittel:* Einschränkungen bei grundlegenden Alltagsaktivitäten (z. B. Nahrungsaufnahme, Anziehen).
- *Schwer:* Vollständige Abhängigkeit von anderen zur Alltagsbewältigung.

Merke

Im DSM-5 werden Einschränkungen Sozialer Kognitionen und Kompetenzen in Zusammenhang mit neurologischen Erkrankungen unter den „Neurokognitiven Störungen" als eine von sechs möglichen beeinträchtigten Domänen explizit als Diagnosekriterium benannt.

4.1.3 Klassifikation in der ICF

Auf Basis einer gemäß der ICD oder des DSM diagnostizierten Erkrankung oder Gesundheitsstörung, zu denen auch erworbene Hirnerkrankungen zäh-

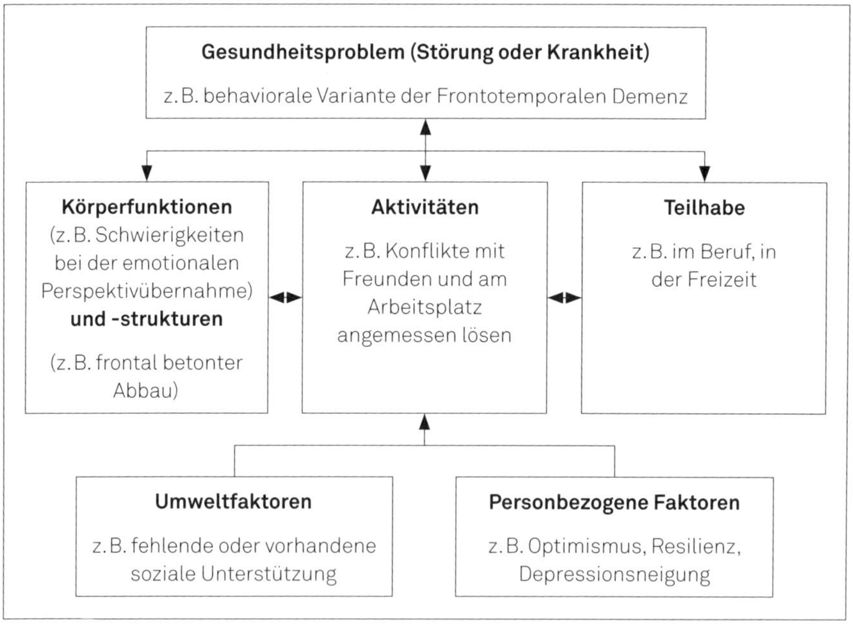

Abbildung 6: Biopsychosoziales Modell der ICF

len, ermöglicht die Internationale Klassifikation der Funktionsfähigkeit, Behinderung und Gesundheit ICF (WHO, 2001) mit ihrer diagnostischen Einordnung eine Therapieplanung, die sich an Aspekten der *funktionalen Gesundheit* orientiert. Die ICF basiert dabei auf einem biopsychosozialen Modell, wie es in diesem Band unter Abschnitt 3.3 in seiner Bedeutung auch für die Sozialen Kognitionen herausgestellt wurde. Eine funktionale Gesundheitsstörung gemäß ICF wird als Ergebnis einer Wechselwirkung zwischen einer Person mit einem Gesundheitsproblem gemäß ICD, ihren umweltbezogenen und personenbezogenen Kontextfaktoren sowie deren Auswirkung auf ihre Körperfunktionen und -strukturen, ihre Aktivitäten und ihre Teilhabe an verschiedenen Lebensbereichen verstanden. Abbildung 6 illustriert, wie soziokognitive Störungen und ihre Determinanten exemplarisch in diese Kategorien einzuordnen sein könnten.

Im biopsychosozialen Modell der ICF können soziokognitive Störungen unter den globalen psychosozialen Funktionen oder den emotionalen Funktionen verschlüsselt werden

Für die individuelle Beschreibung der verschiedenen Aspekte stellt die ICF spezifische Codes zur Verfügung. Soziokognitive Störungen können unter den Körperfunktionen am ehesten im übergeordneten Bereich „Mentale Funktionen" v.a. unter der Unterkategorie „Globale psychosoziale Funktionen" (b122: *sich über die Lebensspanne entwickelnde interpersonelle Fähigkeiten, die für den Aufbau reziproker sozialer Interaktionen notwendig sind*) sowie im übergeordneten Bereich „Spezifische mentale Funktionen" in der Unterkategorie „Emotionale Funktionen" (b152: *spezifische mentale Funktionen, die im Zusammenhang mit Gefühlen und den affektiven Komponenten von Bewusstseinsprozessen stehen*) eingeordnet werden.

Merke

- Im biopsychosozialen Modell der ICF können soziokognitive Störungen v.a. unter Beeinträchtigungen (spezifischer) mentaler Funktionen kodiert werden.
- Darüber hinaus ermöglicht die ICF eine explizite Verschlüsselung förderlicher und hinderlicher personbezogener und Umweltfaktoren sowie der aus den Beeinträchtigungen resultierenden Einschränkungen der individuellen Aktivitäten und Teilhabe.

4.2 Diagnostische Verfahren und Dokumentationshilfen

4.2.1 Anamnese

Exploration möglicher soziokognitiver Defizite im Selbst- und Fremdbericht

Die Anamnese und Störungsexploration ermitteln erste Hinweise auf Beeinträchtigungen von Krankheitswahrnehmung und Sozialen Kognitionen. Dabei gilt es, zunächst allgemein zu explorieren, ob und in welcher Weise sich das

Erleben und Verhalten in sozialen Situationen seit der Erkrankung verändert hat, idealerweise verifiziert durch nahe Angehörige. Wenn möglich, sollte an dieser Stelle bereits eine erste Situations- und Verhaltensanalyse klären, ob Schwierigkeiten im Bereich Sozialer Kognitionen sowie sozial unangemessenes Verhalten womöglich an spezifische persönliche (vorbestehende Gereiztheit, dysfunktionale Kognitionen) und/oder situative Trigger (z. B. Reizüberflutung, bestimmte Personenkonstellationen) gebunden sind. Diese Informationen sind für die Therapieplanung sehr wertvoll (vgl. Kapitel 5). Bereits im Erstgespräch sollten die potenziellen Gründe für diese Veränderungen aus der Sicht der Patient:innen und ihres Umfeldes behutsam eruiert werden. Wenn sich Menschen nach einer Hirnschädigung in sozialen Situationen unwohl fühlen und sich infolgedessen zunehmend isolieren, so kann das einerseits daran liegen, dass sie nicht mehr gut dazu in der Lage sind, sich in ihre Gesprächspartner:innen hineinzuversetzen oder adäquat auf deren Anliegen zu reagieren, wodurch Irritationen im sozialen Kontext entstehen. Dies würde primär für eine Beeinträchtigung soziokognitiver Funktionen sprechen. Es könnte aber auch z. B. sein, dass Scham über die sichtbaren oder auch unsichtbaren, aber selbst schmerzhaft erlebten Beeinträchtigungen, z. B. im Bereich der Sprache, Motorik oder des Gedächtnisses, dazu führt, dass man sich in einem Gespräch eher zurückhaltend gibt, gerade weil man sich permanent Gedanken darüber macht, wie das Gegenüber dies wohl bewertet. Diese Aspekte können auch interagieren, wenn z. B. Befürchtungen über die Bewertungen anderer bezogen auf die eigenen Defizite verzerrt und übertrieben sind. Auch können ggf. im Gespräch schon Hinweise dafür gewonnen werden, ob vielleicht ein basaleres Problem auf Wahrnehmungsebene (eine Prosopagnosie, die das Erkennen von Gesichtern insgesamt erschwert) oder auf Ebene der Emotionsregulation (das besonders in persönlich relevanten Situationen zum Tragen kommt, in anderen Situationen wiederum nicht) zu den berichteten Schwierigkeiten im sozialen Alltag führt. Dies müsste in der nachfolgenden Diagnostik entsprechend berücksichtigt und ggf. gesondert untersucht werden. Nicht zuletzt ist es ratsam, genauer zu eruieren, inwiefern die berichteten sozialen Schwierigkeiten tatsächlich z. B. Veränderungen im Rahmen einer neurologischen Erkrankung abbilden oder schon vorher bestanden. Im letzteren Fall wären diese ggf. beispielsweise einer vorbestehenden Erkrankung anderer Ätiologie (z. B. einer ASS) zuzuordnen. Andererseits existieren auch unabhängig von einer zugrunde liegenden Erkrankung große interindividuelle Unterschiede in den sozialen Kompetenzen bei gesunden Menschen.

Exploration des Verlaufs und der möglichen Gründe für verändertes soziokognitives Erleben und Verhalten in der Anamnese

Soziokognitive Einschränkungen führen zu sozialen Schwierigkeiten

Scham oder Unsicherheit als Ursache für soziale Auffälligkeiten

Schwierigkeiten auf Wahrnehmungsebene und in der Emotionsregulation können zu Interaktionsauffälligkeiten beitragen

Vorbestehende interindividuelle Unterschiede im Bereich Sozialer Kognitionen und Kompetenzen

Ein Leitfaden mit entsprechenden Beispielfragen zur Exploration im Anamnesegespräch findet sich auf der dem Band beiliegenden Einsteckkarte. Die Fragen sind als Anregungen und Formulierungshilfen für ein Explorationsgespräch gedacht und nicht so zu verstehen, dass jede Frage im Sinne eines „Kreuzverhörs“ gestellt werden muss.

4.2.2 Fragebögen und Testverfahren

Wenn aufgrund der Ätiologie (z. B. bei einer bvFTD) der Verdacht besteht oder sich im Rahmen der Exploration und Anamnese, auch unabhängig von der Ätiologie, erhärtet, dass Schwierigkeiten im Bereich der Sozialen Kognitionen und Kompetenzen vorliegen könnten, sollte eine standardisierte Abklärung der soziokognitiven Funktionsfähigkeit folgen. Grundsätzlich empfehlen wir jedoch darüber hinaus auch die Aufnahme von soziokognitiven Testverfahren in die Standardtestbatterien.

Standardisierte Abklärung soziokognitiver Beeinträchtigungen bei Verdacht

Obwohl zahlreiche Verfahren zur Untersuchung verschiedener Aspekte Sozialer Kognitionen existieren, auf die aus Platzgründen auch nicht sämtlich eingegangen werden kann, so sind bislang relativ wenige davon für den klinischen Einsatz, v. a. im Bereich der neurologischen Erkrankungen, standardisiert und normiert worden (Njomboro, 2017). Diese Situation ändert sich erfreulicherweise in den letzten Jahren zunehmend.

Zunehmend mehr Fragebögen und Testverfahren für den klinischen Einsatz bei neurologischen Erkrankungen standardisiert und normiert

In den nachfolgenden Abschnitten soll schwerpunktmäßig auf jene Verfahren fokussiert werden, die im deutschen Sprachraum anwendbar sind und für die – im Idealfall – auch Normen verfügbar sind. Die Verfahren sind in den nachfolgenden Tabellen entlang der im Fokus stehenden Thematiken gruppiert. Wie in Kapitel 3 dargestellt, sind diagnostisch im Wesentlichen die Bereiche Emotionserkennung/Soziale Wahrnehmung, Empathie/ToM und Sozialverhalten abzudecken. Einige der vorgestellten Verfahren wurden zunächst für den Einsatz bei entwicklungsbedingten Erkrankungen, v. a. aus dem Bereich der ASS, entwickelt. Für die Auswahl in Tabelle 4 wurden Verfahren bevorzugt, die zumindest im Forschungskontext bereits bei neurologischen Patient:innenpopulationen eingesetzt wurden. In den der Tabelle nachfolgenden Ausführungen werden über die Tabelle hinaus vereinzelt auch zusätzliche Verfahren beschrieben, die jedoch bislang zum Teil nicht frei verfügbar und nicht normiert sind, aber zumindest im Forschungskontext Anwendung finden.

Viele Testverfahren zur Erfassung Sozialer Kognitionen wurden zunächst für Kinder, v. a. solche mit Autismus, oder für Erwachsene mit Psychosen entwickelt

4.2.2.1 Emotionserkennung

Wie aus Tabelle 4 ersichtlich, erfolgt die Untersuchung der Fähigkeit zur Emotionserkennung in der Regel computergestützt. Dabei wird häufig auf die faziale Emotionserkennung für die sechs Basisemotionen fokussiert (z. B. *Berlin Emotion Recognition Test* [BERT]; Drimalla et al., 2019). Andere PC-gestützte Testbatterien (z. B. der *Geneva Emotion Recognition Text* [GERT]; Schlegel et al., 2014; oder der *Emotion Recognition Index* [ERI]; Scherer & Scherer, 2011) prüfen zusätzlich auch das Erkennen von Emotionen basierend auf der Stimmlage und/oder der Körperhaltung. Normierungen werden für diese Verfahren, z. T. spezifisch für den deutschsprachigen Raum, derzeit erstellt, sind aber noch nicht verfügbar. Am weitesten fortgeschritten bezüglich einer deutschen Adaptation und Normierung ist aktuell die deutsche Adaptation des Subtests

Tests zur computergestützten Erfassung der Emotionserkennung (z. B. BERT, GERT, ERI, BASIT-EET) bereits entwickelt, aber noch nicht normiert

Tabelle 4: Testverfahren und Fragebögen zur Erfassung von Beeinträchtigungen Sozialer Kognitionen in den Bereichen Emotionserkennung, Perspektivübernahme (Empathie/ToM) und Soziales Problemlösen/Sozialverhalten

Verfahren	Beschreibung	Verfügbarkeit und Normierung
Emotionserkennung/Soziale Wahrnehmung		
Berlin Emotion Recognition Test (BERT; Drimalla et al., 2019)	• Computergestützter Forced-ChoiceTest zur Erfassung der Erkennung der sechs Basisemotionen anhand von 48 statischen Bildern von emotionalen Gesichtsausdrücken unterschiedlicher Intensität.	• Kostenfrei in der aktuellen Fassung unter www.hannadrimalla.de/bert.html zum Download. • Bislang keine Normen.
Geneva Emotion Recognition Test (GERT; Schlegel et al., 2014)	• Forced-Choice Test mit Videoclips von 14 Emotionen, dargestellt in Gesichtern, Stimmen und Körperhaltungen. • Lang- (83 Items, 15–20 Minuten) oder Kurzversion (42 Items, 10 Minuten).	• Frei verfügbar unter: https://www.unige.ch/cisa/emotional-competence/home/research-tools/gert • Bislang keine Normen. • Demoversionen unter: https://www.unige.ch/cisa/emotional-competence/home/exploring-your-ec
Emotion Recognition Index (ERI; Scherer & Scherer, 2011)	• Computergestützte Forced-Choice Erfassung der Erkennung von traurigen, glücklichen, wütenden, ängstlichen und neutralen Emotionen anhand von statischen Gesichtsausdrücken oder Stimmen. • Dauer: 10–15 Minuten.	• Kostenfrei zum Download unter: https://www.unige.ch/cisa/emotional-competence/home/research-tools/eri • Bislang keine Normen. • Demoversionen unter: https://www.unige.ch/cisa/emotional-competence/home/exploring-your-ec
Subtest zur Emotionserkennung aus dem *The Awareness of Social Inference Test* (TASIT; McDonald et al., 2003), deutsche und verkürzte Version in Vorbereitung (BASIT-EET; Jarsch et al., 2022)	• Filmische Darstellungen der 6 Basisemotionen plus neutraler Ausdrücke in drei emotionalen Intensitäten.	

Affektive und Kognitive Perspektivübernahme: Empathie/ToM		
Saarbrücker Persönlichkeitsfragebogen (SPF; Paulus, 2009 Aktuelle Version: https://www.cpaulus.de/files/SPF-IRI-_V7.0.pdf (zuletzt abgerufen am 15.06.2024) dt. Version des Interpersonal Reactivity Index (IRI; Davis, 1980)	• Fragebogen (16 Items) mit vier Subskalen: Empathische Besorgnis, Perspektivübernahme, Fantasie, Persönliche Betroffenheit.	• Kostenfrei: Deutsche Normen (für unter 15-Jährige bis über 60-Jährige): https://www.cpaulus.de/empathie.html
Empathie-Quotient (EQ; Baron-Cohen & Wheelwright, 2004)	• Fragebogen (Versionen mit 60, 40 und 10 Items) zur Selbsteinschätzung von Empathie. • Kontrollfragen, die sich nicht auf Empathieerleben beziehen.	• Test kostenfrei unter https://www.autismresearchcentre.com/tests/empathy-quotient-eq-for-adults • Deutsche Normen über Schuhfried beziehbar: https://psyexpert.de/wp-content/uploads/2019/04/EQ.pdf
Reading the Mind in the Eyes Test (RMET; Baron-Cohen et al., 2001)	• Basale und komplexe Emotionen anhand von 36 Augenpaaren erkennen.	• Kostenfrei unter https://docs.autismresearchcentre.com/tests/EyesTest_German.pdf • Deutsche Normen ab 20 Jahren bis über 60 Jahren: https://www.frontiersin.org/articles/10.3389/fnagi.2020.607107/full
ToM Test im Wiener Testsystem	• Vier Bilder einer Geschichte in die richtige Reihenfolge bringen, anschließend Fragen zu den Absichten und Gedanken der abgebildeten Personen. • Standardform und Kurzform, jeweils eine Parallelversion.	• Test und Normen ab 17 Jahren über die Fa. Schuhfried: https://marketplace.schuhfried.com/de/TOM

Tabelle 4: Fortsetzung

Verfahren	Beschreibung	Verfügbarkeit und Normierung
Edinburgh Social Cognition Test (ESCoT; Baksh et al., 2018)	• 11 Videoclips (Cartoon-ähnlich), je ca. 30 Sek., ein Übungsdurchgang, je fünf Alltagsinteraktionen mit und ohne Verletzung sozialer Normen. • Kognitive und affektive ToM, Verstehen sozialer Normen. • Bis auf die Fragen sprachfrei und ohne großen Aufwand in anderen Sprachen nutzbar.	• Englische Normen für drei Altersgruppen verfügbar.
The Awareness of Social Inference Test (TASIT; McDonald et al., 2003), deutsche adaptierte und verkürzte Versionen in Vorbereitung (BASIT-ToM; Jarsch et al., 2023)	• Erfasst Emotionserkennung, ToM, Verstehen nicht wörtlich zu nehmender Sprache (z. B. Sarkasmus) anhand kurzer Filmsequenzen.	• Bislang nur englische Normen für Kinder und Erwachsene verfügbar. • Deutsche Normen in Vorbereitung.
Faux Pas RecognitionTest (Stone et al., 1998, dt. von A. Ströbele)	• 20 Geschichten, davon 10 Kontrollgeschichten, in denen ein Faux Pas begangen wird. • 3 Subscores: Faux Pas Entdecken, Faux Pas Verstehen, Faux Pas Empathie.	• Kostenfrei zum Download unter: https://www.autismresearchcentre.com/tests/faux-pas-test-adult • Bislang keine Normen.

Sozialverhalten und Soziale Kompetenzen (Auswahl)		
Skala zur Beurteilung von Handlungs-, Planungs- und Problemlösestörungen (HPPS; Gauggel et al. 1998)	• Selbst- und Fremdbeurteilung in den Bereichen Planung und Handlungskontrolle, metakognitive Fähigkeiten, Emotionsregulation und Selbstkontrolle des Sozialverhaltens.	• Kostenfrei verfügbar unter www.psychometrikon.de • Normierung vorhanden.
Dysexecutive Questionnaire (DEX; Wilson et al., 1996 ; dt. Übersetzung: Wilson & Ufer, 2000)	• Selbst- und Fremdeinschätzung zu den Bereichen Inhibition, Intentionalität, exekutives Gedächtnis und Affektivität im Alltag	• Teil der Battery for the Assessment of the Dysexecutive Syndrome (Wilson et al., 1996). • Profilwert als Indikator für Beeinträchtigung.
Weitere Skalen einschließlich ihrer Normierung sind auf der Homepage der Gesellschaft für Neuropsychologie (GNP) verfügbar	• Aufgrund von Überschneidungen zum Band *Persönlichkeits- und Verhaltensstörungen nach Hirnschädigung* (Thöne-Otto et al., 2018) wird auf ausführlichere Darstellungen an dieser Stelle verzichtet.	• Sammlung von Verfahren zur Erfassung von Verhaltensauffälligkeiten mit Informationen dazu, ob sie in deutscher Sprache verfügbar sind, finden sich hier zum Download: https://www.gnp.de/arbeitskreise-und-regionalgruppen/ak-aufmerksamkeit-und-gedaechtnis

zur Erfassung der Emotionserkennung aus der Testbatterie *The Awareness of Social Inference Test* (TASIT; McDonald et al., 2003). Für diesen als BASIT-EET bezeichneten Test wurden im Rahmen einer Pilotstudie erhobene Validierungsdaten mit Gesunden bereits veröffentlicht (Jarsch et al., 2022). Demnächst soll eine Validierungsstudie in klinischen Populationen folgen.

Aus frei verfügbaren Stimulussets können eigene Testbatterien zusammengestellt werden

Alternativ ist es möglich, sich aus veröffentlichten Emotionsstimulussets, die bislang v. a. im Bereich der Forschung eingesetzt werden, nicht nur zum Zwecke der Diagnostik, sondern auch für die Behandlung (vgl. Kapitel 5) eigene Batterien mit entsprechenden Stimuli zusammenzustellen, mit dem Nachteil der fehlenden Validierung und Normierung. Eine kleine Auswahl entsprechender frei verfügbarer Stimulussets findet sich in Tabelle 5. Leider existieren solche Stimulussets für den Bereich der Prosodieerkennung bislang nicht in deutscher Sprache.

Tabelle 5: Auswahl frei verfügbarer Sets mit emotionalen Stimuli

Set	Beschreibung	Webseiten und Anmerkungen
Amsterdam Dynamic Facial Expressions Set (ADFS-Barth Intensity Variations; Wingenbach et al., 2016)	• Erkennen von Gesichtsausdrücken mit den Emotionskategorien Glück, Traurigkeit, Angst, Wut, Ekel, Verachtung, Stolz, Verlegenheit. • Frontale und seitlich gedrehte Ansichten. • Europäische und südeuropäische Modelle.	• https://aice.uva.nl/research-tools/adfes-stimulus-set/adfes-stimulus-set.html
Bochum Emotional Stimulus Set (BESST; Thoma et al., 2013b)	• Emotionskategorien: Glück, Traurigkeit, Angst, Wut, Ekel, neutral. • Frontale und seitlich gedrehte Ansichten von naturalistischen Körpern (ohne Gesicht) und virtuellen Gesichtern. • Jeweils in drei Alterskategorien (20/40/60 Jahre).	• https://www.ruhr-uni-bochum.de/neuropsy/BESST.html
EU Stimulus Set (O'Reilly et al., 2016)	• 20 Emotionen und mentale Zustände repräsentiert in Gesichtern, Prosodie, Körperhaltungen sowie kontextuell definierten sozialen Szenen.	• https://www.autismresearchcentre.com/tests/the-eu-emotion-stimulus-set
Radboud Faces Database (RaF-D; Langner et al., 2010)	• Emotionskategorien: Ekel, Wut, Traurigkeit, Verachtung, Überraschung, Glück, Angst, neutraler Ausdruck. • Drei verschiedene Blickrichtungen.	• https://rafd.socsci.ru.nl/RaFD2/RaFD?p=main

Merke

Die bisher verfügbaren computergestützten Emotionserkennungstests sind nicht normiert. Entsprechende Normierungen (z. B. für den ERI und GERT sowie den BASIT-EET) sind aber aktuell in Vorbereitung.

4.2.2.2 Kognitive und affektive Perspektivübernahme: Empathie und ToM

Zur Erfassung der Fähigkeit, sich empathisch in andere hineinzufühlen, werden überwiegend Fragebögen eingesetzt. Allen voran steht die deutsche Adaptation *(Saarbrücker Persönlichkeitsfragebogen)* des *Interpersonal Reactivity Index* (IRI) von Paulus (2009, aktuelle Version von 2019), für die inzwischen eine umfangreiche Normierung verfügbar ist (vgl. Tabelle 4), sowie der *Empathiequotient* (EQ; Baron-Cohen & Wheelwright, 2004). Im Gegensatz zum EQ erlaubt der IRI eine Differenzierung zwischen kognitiven (Perspektivübernahme, Fantasie) und affektiven (empathische Besorgnis, persönliche Betroffenheit) Empathiekomponenten. Die Erfassung im Selbstbericht birgt jedoch den üblichen Nachteil der Verzerrung, bei neurologischen Patient:innen u. U. verstärkt durch eine möglicherweise veränderte Krankheitswahrnehmung. Bislang existieren jedoch wenige leistungsbasierte Verfahren, die außerhalb des Forschungskontextes zur Erfassung der Empathiefähigkeit eingesetzt werden können.

IRI (normiert) und EQ als Fragebögen zur Selbsteinschätzung der Empathiefähigkeit

Im *Reading the Mind in the Eyes Test* (RMET; Baron-Cohen et al., 2001), für den inzwischen immerhin britische Normen verfügbar sind, müssen komplexe emotionale Zustände (z. B. Eifersucht) allein anhand der Augenpartie im Multiple-Choice-Verfahren erschlossen werden. Dieser Test erfasst somit kognitive Empathie oder auch affektive ToM (vgl. Kapitel 3), nicht jedoch die affektiven Komponenten von Empathie.

RMET (normiert) und MET erfassen die Empathiefähigkeit als Verhaltensmaß

Ein nicht in Tabelle 4 aufgeführter Test zur Erfassung der Empathiefähigkeit, der auch die affektive Empathiekomponente zu berücksichtigen versucht, ist der *Multifaceted Empathy Test* (MET; Dziobek et al., 2008). Dieser ist zwar kostenlos, aber nicht frei verfügbar und wird von den Autor:innen vorwiegend für Forschungszwecke herausgegeben. Der Test basiert auf einer PowerPoint-Präsentation, im Rahmen derer Personen mit Gesichtsausdrücken positiver als auch negativer Valenz, eingebettet in situative Kontexte, gezeigt werden. Dadurch erhöht sich die Alltagsvalidität im Vergleich zum RMET, zumal die verwendeten Adjektive im RMET recht komplex sind. Es müssen, ähnlich wie im RMET, die gezeigten emotionalen Zustände zunächst im Multiple-Choice-Verfahren richtig identifiziert werden (kognitive Empathie). Zur Einschätzung der affektiven Empathiekomponente sollen die Proband:innen anschließend auf einer neunstufigen Ratingskala angeben, wie sehr sie mit der gezeigten Person mitfühlen (Empathie direkt) und wie sehr sie die dargestellte Emotion persönlich „erregt“ bzw. emotional betrifft (Empathie indirekt). In einer Studie mit gesunden Teilnehmenden zeigte sich z. B., dass ältere Personen (55 bis 70 Jahre) im Vergleich zu Jüngeren (20 bis 35 Jahre) höhere Werte bezüglich der affektiven Empathiekomponenten aufwiesen, sich aber nicht von ihnen im Wert für die kognitive Empathie unterschieden (Ze et al., 2014). Nichtsdestotrotz ist auch das im MET verwendete Maß für affektive Empathie – ein Rating des eigenen affektiven Mitschwingens und Betroffenseins – weiterhin recht kognitiv basiert und man müsste streng genommen begleitend z. B. physiologische Maße der emotionalen Beteiligung mit erheben, wie z. B. die Herzratenvariabilität (z. B. Himichi & Ohtsubo, 2020). Letztlich fehlen für die Umsetzung im klinischen Alltag auch für solche Maße standardisierte Protokolle und Normierungen.

Affektive Empathie bislang nicht befriedigend zu erfassen

False-Belief-Aufgaben und Bildergeschichten zur Erfassung der ToM

Typischerweise wurde die Fähigkeit zur ToM in den Anfängen der Forschung, v. a. in Form von sog. „False Belief“-Aufgaben, in erster Linie bei gesunden Kindern und Kindern mit ASS untersucht. In diesen Aufgaben geht es stets darum zu erkennen, dass der Protagonist oder die Protagonistin einer (Bilder-)Geschichte einen anderen Wissensstand hat als man selbst, also z. B. bestimmte Informationen nicht zur Verfügung hat, die nur in der Beobachterperspektive ersichtlich wurden. Darüber hinaus wurden in den Anfängen der Forschung zur Erfassung Sozialer Kognitionen häufig fragmentierte Bildergeschichten eingesetzt, deren Elemente in die richtige Reihenfolge gebracht werden müssen, was nur gelingt, wenn die Intentionen und Absichten der beteiligten Charaktere korrekt erschlossen werden. Auf einem ähnlichen Prinzip basiert der in Tabelle 4 vorgestellte und im *Wiener Testsystem* implementierte und normierte *ToM Test.*

ESCoT und TASIT basieren auf Filmsequenzen und erfassen neben ToM auch Verstehen sozialer Normen und Sarkasmus

Aktuell existieren zwei mit britischen Normen verfügbare umfassendere Testbatterien zur Erfassung der ToM und assoziierter Aspekte: Der *Edinburgh Social Cognition Test* (ESCoT; Baksh et al., 2018) untersucht mithilfe von Videoclips (die auch sprachfrei funktionieren) das Verständnis von sozialen Interaktionen in Alltagssituationen unter Einbeziehung sozialer Normen. In Bezug auf letzteren Aspekt wird z. B. abgefragt, ob man sich so verhalten sollte, wie in den Videoclips dargestellt, und ob man sich selbst auch tatsächlich so verhalten würde. Die Sensitivität des ESCoT-Testverfahrens für die Untersuchung von Menschen mit erworbenen Hirnschädigungen wurde bereits spezifisch nachgewiesen (Poveda et al., 2022). *The Awareness of Social Inference Test* (TASIT; McDonald et al., 2003) basiert ebenfalls auf Filmsequenzen und erfasst neben ToM auch Aspekte der Emotionserkennung und des Verstehens nicht wörtlich gemeinter Sprache (Sarkasmus). Deutsche Versionen und Normen sind teilweise schon verfügbar oder in Vorbereitung (vgl. Tab. 4).

Bereits lange im Forschungskontext im Einsatz, aber dennoch nicht normiert, ist der *Faux Pas Recognition Test* (Stone et al., 1998). Auf Basis von schriftlich präsentierten Szenarien sollen die Proband:innen erkennen, ob ein Protagonist in der Geschichte unabsichtlich etwas gesagt oder getan hat, was er oder sie nicht hätte sagen oder tun sollen, weil es jemand anderen z. B. verletzt oder verärgert. Der Test ist aufgrund der Anforderungen an das Textverständnis durchaus anspruchsvoll und aufgrund der qualitativen Auswertung der Antworten auch zeitaufwendig für die Untersuchenden, erweist sich aber auch als besonders sensitiv. Goebel et al. (2018) untersuchten präoperativ Patient:innen mit Hirntumoren mit einer Testbatterie, die Verfahren zur Erfassung von Emotionserkennung, Empathie und ToM beinhaltete, und fanden, dass 83 % der Stichprobe in mindestens einem der Verfahren Auffälligkeiten im Vergleich zu einer gesunden Stichprobe aufwiesen. Am sensitivsten erwies sich dabei eine Kombination aus dem RMET (vgl. S. 55) sowie dem Faux Pas Test (vgl. Tab. 4). Damit konnten 77 % der auffälligen Patient:innen bereits identifiziert werden.

Faux Pas Test setzt gutes Textverständnis voraus, ist aber sehr sensitiv

Merke

Empathie wird meist über Fragebögen (IRI, EQ) erfasst. Inzwischen sind jedoch auch Normen für den RMET verfügbar, der kognitive Empathie erfasst. Affektive Empathie wird in den bisherigen Testverfahren nur unzureichend adäquat abgebildet.

4.2.2.3 Soziale Kompetenzen und soziales Problemlösen

Für den Bereich der Erfassung sozialer Kompetenzen existiert eine Reihe von Fragebögen, die mittels einer oder mehrerer Unterskalen entsprechende Verhaltenskompetenzen in der Selbst- und/oder Fremdeinschätzung erfassen. Beispielhaft werden in Tabelle 4 die *Skala zur Beurteilung von Handlungs-, Planungs- und Problemlösestörungen* (HPPS; Gauggel et al., 1998) sowie der *Dysexecutive Questionnaire* (DEX; Wilson et al., 1996; dt. Übertragung: Wilson & Ufer, 2000) aufgeführt. Um Redundanzen zu vermeiden, wird für weitere Skalen und Fragebögen auf die ausführlichen Darstellungen in dem Band zu Persönlichkeits- und Verhaltensstörungen nach Hirnschädigung von Thöne-Otto et al. (2018) sowie die zusammenfassende Darstellung und Bewertung solcher Skalen auf den Seiten der Gesellschaft für Neuropsychologie verwiesen (vgl. Tab. 4).

SPSI-R als Fragebogen zur Erfassung sozialer Kompetenzen und sozialen Problemlösens

Das *Social Problem Solving Inventory – Revised* (SPSI-R; D'Zurilla et al., 1999) erfasst in einer Kurz- und Langversion den Problemlösestil (positive vs. negative Problemorientierung, Problemlösefähigkeiten: rationales Problemlösen, Impulsivität/Nachlässigkeit, Vermeidung) im Selbstbericht und besitzt auch in deutscher Sprache zufriedenstellende psychometrische Eigenschaften (Graf, 2003). Die Kurzform wurde in einer Stichprobe von 90 Patient:innen mit SHT erprobt. Es zeigte sich, dass bei diesen Patient:innen eher die einzelnen Unterskalen als der Gesamtwert interpretiert werden sollten (Li et al., 2016).

Leider mangelt es an normierten Verfahren zur Überprüfung sozialer Kompetenzen im Verhaltensmaß. Wir nutzen an der Ruhr-Universität Bochum im

Mangel an verhaltensbasierten Tests zur Erfassung sozialen Problemlösens

Forschungskontext eine von uns entwickelte deutsche Übersetzung einer Testbatterie von Channon und Crawford (2010). Dabei wird in zwei verschiedenen Versionen des Testverfahrens überprüft, inwiefern Patient:innen dazu in der Lage sind, für schriftlich präsentierte soziale Probleme im Alltag entweder die beste Lösung (Subtest B) oder so viele gute Lösungen wie möglich (Subtest F – hier ist für Wortflüssigkeit zu kontrollieren) zu finden. Es wird sowohl die Fähigkeit geprüft, diese Lösungen frei zu generieren als auch die optimale Lösung im Multiple-Choice-Verfahren zu erkennen. Die Lösungen werden hinsichtlich ihrer Güte im Hinblick darauf bewertet, inwiefern sie das Problem praktisch lösen und gleichzeitig sozial verträglich sind. Sowohl bei psychisch erkrankten Patient:innenpopulationen (z. B. Depression: Thoma et al., 2015) als auch bei neurologisch Erkrankten (Schlaganfall: Pertz et al., 2022; Hirntumore: Pertz et al., 2021) konnten wir mit diesem Testverfahren differenzielle Muster an Beeinträchtigungen im Vergleich zu Gesunden finden. Leider existiert aktuell noch keine Normierung für das Testverfahren und die qualitative Auswertung der Lösungsgüte bei den freien Antworten ist entsprechend zeitaufwendig.

Merke

- Es existieren diverse für den Einsatz bei neurologisch Erkrankten entwickelte Fragebögen zur Erfassung von Verhaltensauffälligkeiten im Bereich der sozialen Kompetenzen, die teilweise normiert sind.
- Es fehlen für den klinischen Einsatz praktikable und normierte Leistungstests zur Erfassung des Sozialverhaltens und der sozialen Problemlösekompetenzen.

4.2.3 Technologiegestützte (Tele-)Diagnostik

Die Covid-19-Pandemie hat dazu beigetragen, die Digitalisierung in vielen Bereichen des öffentlichen Lebens voranzutreiben und damit auch die Forschung im Bereich der Telediagnostik und Telerehabilitation (vgl. Kapitel 5) in der Neuropsychologie. Während in Ländern, in denen große räumliche Entfernungen zur nächsten qualifizierten Anlaufstelle für eine neuropsychologische Therapie zurückzulegen wären (z. B. Australien, USA), solche Entwicklungen schon länger weit fortgeschritten sind, beginnt in unseren Breitengraden erst jetzt ein Umdenken. Verschiedene Untersuchungen aus dem Ausland haben gezeigt, dass eine Telediagnostik auch im neuropsychologischen Bereich durchaus umsetzbar ist und vergleichbare Ergebnisse wie eine Diagnostik vor Ort liefert, sowohl für erwachsene neurologische Patient:innen (Binoy et al., 2023, haben hierzu ein standardisiertes Protokoll veröffentlicht), als auch für Kinder und jüngere Erwachsene (siehe Walker et al., 2023). Selbstverständlich setzt diese Form der Diagnostik jedoch eine gewisse technische Ausstattung und Versiertheit vonseiten der Patient:innen und ggf. ihrer

Angehörigen voraus, bei den Behandelnden natürlich erst recht. Für gewöhnlich wird die Telediagnostik so umgesetzt, dass Patient:in und Therapeut:in per Video live miteinander interagieren. Ggf. erschwert die Telediagnostik dennoch die Beziehungsgestaltung, die im Rahmen der Neuropsychologischen Therapie ganz wesentlich schon im Rahmen der Diagnostikphase erfolgt und erfolgen muss. Nichtsdestotrotz kann z. B. ein Ausweichen auf eine Onlinediagnostik bei erschwerter Anreise oder gar ein Auslagern gewisser Anteile der Diagnostik in ein reines Onlineformat, das keine Live-Interaktion voraussetzt, ressourcensparend sein. Untersuchungen belegen, dass selbst eine therapeutisch gänzlich unsupervidierte Online-Diagnostik im häuslichen Umfeld bei Menschen mit Alzheimer-Demenz valide Ergebnisse erzielen kann (Mackin et al., 2018). Die Umsetzbarkeit spezifisch für den Bereich der Sozialen Kognitionen und Kompetenzen wurde noch nicht gezielt untersucht; wir selbst haben jedoch an der Ruhr-Universität Bochum mit einer reinen Online-Diagnostik in diesem Bereich im Rahmen einer Therapiestudie (vgl. Lohaus et al., 2024) sehr gute Erfahrungen gemacht (vgl. Kapitel 5 für weitere Ausführungen). Es sollte darauf geachtet werden, dass die Bildschirmgröße aufseiten der Patient:innen hinreichend ist, um z. B. emotionale Gesichtsausdrücke differenziert wahrnehmen zu können, was beispielsweise Smartphones eher weniger gut geeignet erscheinen lässt.

Telediagnostik erzielt vergleichbare Ergebnisse wie Diagnostik in Präsenz

Paradigmen, die mithilfe virtueller Realität (VR: Erschaffung eines computergenerierten Abbildes der Realität) arbeiten, spielen bislang in der Diagnostik soziokognitiver Störungen eine untergeordnete Rolle. Msika et al. (2022) beschreiben ein VR-Paradigma, mit dem sich diagnostisch verschiedene Aspekte Sozialer Kognitionen erfassen lassen. Die Proband:innen bewegen sich dabei in einer städtischen Umgebung und werden gebeten, Einschätzungen zu verschiedenen Situationen zu treffen, in denen sie sich befinden. Zum Teil liegen dabei moralische Übertretungen vor, welche erkannt werden müssen. Außerdem werden Fragen gestellt, welche überprüfen, inwiefern sich die Proband:innen kognitiv und affektiv in die Perspektive anderer Personen in dem virtuellen Szenario hineinversetzen können und inwiefern sie in der Lage sind, emotional-empathisch auf bestimmte Situationen zu reagieren und sich sozial angemessen zu verhalten. Die in einer gesunden älteren Stichprobe erhobenen Daten legen nahe, dass es sich um eine gute Möglichkeit handeln könnte, Soziale Kognitionen in einem naturalistischeren Setting zu erheben. Allerdings steht noch eine Bewertung dieser Aufgabe im Hinblick darauf aus, inwiefern sie – auch spezifisch für klinische Stichproben – eine Überlegenheit im Vergleich zu klassischen Aufgaben aufzeigt.

Testverfahren in virtueller Realität (VR) wurden bereits entwickelt und erprobt; Vorteile gegenüber klassischen Verfahren noch unklar

Merke

Die Erfassung Sozialer Kognitionen und Kompetenzen kann technologiegestützt (PCs, Tablets, virtuelle Realität) und in Form von Telediagnostik erfolgen.

4.2.4 Fazit

Soziale Kognitionen sind v.a. bei neurologisch erkrankten Menschen erst in den letzten Jahren in den Blickpunkt der Betrachtungen gerückt. Dementsprechend gibt es noch nicht so viele – aber erfreulicherweise immer mehr – Verfahren, die die entsprechenden Teilkonstrukte standardisiert erfassen und entsprechend normiert sind und sich auch technologiegestützt in die Diagnostik integrieren lassen. Es lohnt sich, regelmäßig auf einschlägigen Seiten entsprechender Forschungsgruppen nachzuschauen, welche Testverfahren verfügbar sind. Eine Sammlung entsprechender Internetseiten befindet sich im nachfolgenden Kasten.

Hinweis

Umfangreiche Sammlungen von normierten und nicht normierten, meist frei verfügbaren Testverfahren für verschiedene Bereiche Sozialer Kognitionen (teils in englischer Sprache, vielfach jedoch in deutscher Übersetzung vorhanden) finden sich u.a. auf folgenden Webseiten:

- Arbeitsgruppe Klinische Psychologie Sozialer Interaktion: https://dziobek-lab.org/de/ressourcen
- Arbeitsgruppe von Prof. Dr. Skye McDonald: http://www2.psy.unsw.edu.au/users/smcdonald/resources.html
- Autism Research Centre: https://www.autismresearchcentre.com/tests
- Genova Swiss Centre for Affective Sciences https://www.unige.ch/cisa/emotional-competence/home/research-tools

Eine der beiden Einsteckkarten im Anhang beinhaltet zusätzlich eine schematische Darstellung eines klinischen Entscheidungsalgorithmus für die Diagnostik und Behandlung von soziokognitiven Störungen (zum Teil in Anlehnung an Henry et al. 2016).

4.3 Differenzialdiagnostik

Merke

Da eine intakte soziokognitive Verarbeitung auf der Integrität von Funktionen im Bereich der Wahrnehmung, der Aufmerksamkeit und der exekutiven Funktionen beruht, ist zu eruieren, inwiefern eventuelle Störungen in diesen Bereichen Schwierigkeiten im soziokognitiven Bereich erklären (siehe auch Einsteckkarte).

Gerade bei beeinträchtigter Krankheitseinsicht (Anosognosie/Unawareness) (vgl. Gauggel, 2016; Band 17 dieser Reihe) ist es wichtig, für die Beurteilung der soziokognitiven Leistungen im Alltag fremdanamnestische Angaben einzuholen. Grundsätzlich wird das soziokognitive Leistungsniveau auch vom allgemeinen kognitiven Funktionsniveau beeinflusst (vgl. Channon & Crawford, 2010), sodass dieser Aspekt differenzialdiagnostisch für die Planung der weiteren Interventionen genau eruiert werden muss. Basale Einschränkungen der Verarbeitung von Gesichtsinformationen an sich, in Form einer Prosopagnosie, sowie eine akustische Agnosie können dazu führen, dass emotionale Gesichtsausdrücke oder Prosodie nicht angemessen verarbeitet werden, ohne dass es sich dabei um ein genuines Defizit der soziokognitiven Verarbeitung handelt. Auf komplexerer Ebene können Aufmerksamkeits- und Gedächtnisprobleme dazu beitragen, dass relevante soziale Reize nicht hinreichend beachtet und/oder erinnert werden. Exekutive Funktionsstörungen können dazu führen, dass in komplexen Situationen nicht flexibel zwischen verschiedenen Arten von sozialen Informationen hin- und hergewechselt werden kann oder diese im exekutiven Arbeitsgedächtnis nicht hinreichend verarbeitet werden können. Schwierigkeiten im Bereich des Gedächtnisses können nach sich ziehen, dass für die Beurteilung einer sozialen Situation relevante Vorinformationen nicht abgerufen werden können. Eine mangelnde Reaktionsinhibition kann ebenfalls zu unangemessenem Sozialverhalten führen, ohne dass dies primär einer defizitären soziokognitiven Verarbeitung geschuldet ist.

Abgrenzung von Einschränkungen der Krankheitseinsicht, wahrnehmungsbasierter Funktionen und der kognitiven Leistungsfähigkeit

Die bisherige Forschung hat bislang kaum konsistente Hinweise auf spezifische Leistungsprofile in Abhängigkeit von der Ätiologie einer Erkrankung ergeben. Dennoch gibt es durchaus Bestrebungen, Testinstrumente und Batterien zusammenzustellen, die solche Differenzierungen erlauben. Beispielsweise konnte in einer Pilotstudie (Lichtenstein et al., 2023) gezeigt werden, dass Patient:innen mit bvFTD konsistent schlechter in allen eingesetzten Testverfahren zur Erfassung Sozialer Kognitionen in verschiedenen Bereichen (Emotionserkennung, Empathie, ToM) abschnitten als Personen mit einer Depression. Wenngleich es auch andere Studien gibt, die ähnliche Differenzierungsmöglichkeiten nahelegen, so handelt es sich doch um Gruppenbefunde, die allenfalls einen Unterschied im Schweregrad der Beeinträchtigungen nahelegen, bislang aber mit den zur Verfügung stehenden Testverfahren und Normen keine Differenzierung auf Einzelfallebene erlauben.

Differenzierung zwischen verschiedenen Erkrankungen aufgrund von individuellen soziokognitiven Beeinträchtigungsprofilen bislang nicht möglich

5 Behandlung

In der Forschung und Anwendungspraxis genießt die Förderung von soziokognitiven Kompetenzen auch bei Gesunden, v. a. bei Kindern und Jugendli-

Förderung soziokognitiver Kompetenzen auch für Gesunde bedeutsam

chen, sowie bei älteren Personen, eine hohe Priorität. Ein Bewusstsein für die immense Bedeutung dieser Kompetenzen für die gesamtgesellschaftliche Entwicklung ist somit vorhanden. Dabei hat sich gezeigt, dass entsprechend konzipierte Trainings, z. B. zur Förderung der Emotionserkennung, wirksam sind, v. a. in der Altersgruppe der über 60-jährigen Personen (vgl. für eine Übersicht der Evidenz: Roheger et al., 2022).

Soziokognitive Funktionen neu in die INCOG-Behandlungsempfehlungen 2.0 aufgenommen

Während für Menschen mit entwicklungsbedingten und psychotischen Erkrankungen, v. a. Autismus und Schizophrenie, ebenfalls schon seit Jahren rege Forschungsaktivitäten zur Behandlung von Dysfunktionen Sozialer Kognitionen und Kompetenzen existieren, steckt dieser Forschungszweig für Patient:innen mit erworbenen Hirnschädigungen noch in den Kinderschuhen und bezieht sich allenfalls auf Menschen mit SHT (vgl. z. B. Cassel et al., 2019). Erst 2023 nahm die sogenannte *INCOG-Arbeitsgruppe* die Sozialen Kognitionen als einen weiteren Aspekt in ihre überarbeiteten Behandlungsleitlinien für Menschen mit moderaten bis schweren SHTs auf. INCOG steht dabei für „International Group of Cognitive Researchers and Clinicians“ und somit ein interdisziplinäres und internationales Netzwerk verschiedener in der Neurorehabilitation tätiger Professionen. Die ernüchternde Schlussfolgerung der INCOG-Gruppe war jedoch, dass es für klare Empfehlungen für eine spezifische Behandlung an randomisierten kontrollierten Studien, v. a. für den Einsatz computergestützter Ansätze, mangelt (Togher et al., 2023; in deutscher Kommentierung siehe Thoma, Quinting et al., 2023).

Mangel an gut kontrollierten Studien für klare Behandlungsempfehlungen

Zwei Strategien bei der Behandlung soziokognitiver Störungen: domänenspezifisch vs. domänenübergreifend

In der Behandlung von Einschränkungen der Sozialen Kognitionen und Kompetenzen können im Wesentlichen zwei Strategien verfolgt werden: Auf Basis einer differenzierten Diagnostik kann eine gezielte Therapie spezifisch der beeinträchtigten Komponenten erfolgen oder (ggf. komplementär) ein domänenübergreifender Ansatz gewählt werden, im Rahmen dessen mehrere Bereiche gleichzeitig adressiert werden.

Multidimensionale Ansätze scheinen erfolgversprechender

In der Literatur finden sich Wirksamkeitsbelege für beide Vorgehensweisen, tendenziell scheinen aber multidimensionale Ansätze, die mehr als nur die hauptsächlich beeinträchtigte Komponente berücksichtigen, tendenziell bessere Erfolge zu zeitigen, wie z. B. eine Metaanalyse bei Patient:innen mit Schizophrenie im Hinblick auf Leistungen im Bereich der ToM zeigte (d’Arma et al., 2021) sowie auch eine zusammenfassende Übersicht entsprechender Therapiestudien für Menschen mit SHT (Vallat-Azouvi et al., 2019). Dies ist möglicherweise der Tatsache geschuldet, dass die einzelnen Subkomponenten soziokognitiver Funktionen sowohl untereinander als auch mit anderen neurokognitiven Domänen zusammenhängen (siehe Kapitel 1 und 3).

5.1 Darstellung der Therapiemethoden

5.1.1 Spezifische Programme zur Behandlung von Einschränkungen im Bereich Sozialer Kognitionen: Emotionserkennung

Emotionserkennung wird i.d.R. spezifisch eingeübt, indem statische (Fotos, computergenerierte Gesichter) oder dynamische (Videos oder Audios) Darstellungen von unterschiedlichen Emotionsausdrücken in Gesichtern, der Körperhaltung, Bewegungsmustern oder der Stimme (Prosodie) dargeboten werden. Die Patient:innen sollen diese im Multiple-Choice Verfahren oder frei korrekt benennen lernen, indem sie Feedback für ihr Antwortverhalten bekommen. Dabei werden im Vorfeld im Rahmen von Psychoedukationssitzungen in der Regel eine oder mehrere Strategien vermittelt, welche die Emotionserkennungsleistung verbessern sollen.

Einüben des Benennens emotionaler Ausdrücke anhand von Feedback

Eine Reihe von Studien belegt den Nutzen solcher Therapieprogramme in verschiedenen Patient:innenpopulationen, aber auch bei gesunden (v.a. älteren) Proband:innen und sogar bei Psychotherapeut:innen (Döllinger et al., 2023). In erster Linie wurden dabei Ansätze erprobt, in denen es darum geht, die Aufmerksamkeit gezielt auf relevante Regionen des Gesichtes (u.a. die Augen) zu richten oder aber zu versuchen, den gezeigten Gesichtsausdruck zunächst zu imitieren („Mimikry") und somit durch das eigene Erleben zu einer korrekten Einschätzung der gezeigten Emotion zu gelangen (vgl. Kap. 1 und 3). Während diese Strategien bei Patient:innen mit Schizophrenie gut wirken, zeigten sie bei Personen mit SHT keinen Effekt (McDonald, 2013). Möglicherweise bedürfen Kompensationsmechanismen, die eine erhöhte kognitive Beanspruchung erfordern, für neurologisch Erkrankte bei stärker ausgeprägten kognitiven Begleitdefiziten einer Modifikation in Form zusätzlicher Hilfestellungen und/oder es ist sorgfältig zu prüfen, zu welchem Zeitpunkt im Verlauf der Rehabilitation sie gut umsetzbar sind.

Gezielte Aufmerksamkeitsfokussierung auf relevante Gesichtsmerkmale

Nachahmen dargestellter Emotionsausdrücke (Mimikry)

Zu den Strategien, die sich bei Menschen mit Hirnschädigungen bewährt haben, gehören das strukturierte (Neu-)Erlernen der Bedeutung bestimmter Emotionen und ihrer charakteristischen Merkmale (z.B. für emotionale Prosodie: eher tiefere Stimmlage für Traurigkeit als für Glück) (McDonald, 2013) sowie Therapien, welche auf die Erkennung von emotionalen Gesichtsausdrücken aufgrund von kontextuellen Hinweisreizen (z.B. glückliche Menschen im Rahmen einer Hochzeitsfeier) und die Rückbesinnung auf eigenes emotionales Erleben in ähnlichen Situationen fokussieren (Radice-Neumann et al., 2009). In letzterer Studie zeigte sich nach dem Training in der Einschätzung durch Angehörige eine Abnahme aggressiver Verhaltensweisen der SHT-Patient:innen im Alltag. Insgesamt können die zuletzt genannten Behandlungsansätze auch durch das Mitführen von Hinweiskarten oder eines Emotions-

Explizites (Neu-)Lernen bestimmter Emotionsmerkmale

Nutzung kontextueller Hinweisreize

Erinnern an eigenes emotionales Erleben in ähnlichen Situationen

Hinweiskarten und Emotionsbücher zur Unterstützung im Alltag

buchs unterstützt werden, in denen die wichtigsten Merkmale bestimmter Gefühlszustände zusammengefasst werden. Dadurch wird auch eventuellen mnestischen Beeinträchtigungen neurologisch erkrankter Menschen Rechnung getragen.

Unterstützung der Behandlung durch Strategien des fehlerfreien Lernens und des Selbstinstruktionstrainings

Grundsätzlich scheint die Vermittlung der o.g. Emotionserkennungsstrategien in Kombination mit anderen bereits bewährten Ansätzen der Neuropsychologischen Therapie, wie fehlerfreies Lernen und Selbstinstruktionstraining, günstig zu sein, wie z.B. bei SHT-Patient:innen nachgewiesen wurde (Bornhofen & McDonald, 2008). Die meisten der Untersuchungen bezogen jedoch SHT-Patient:innen mit ein, deren SHT schon viele Jahre her war, und arbeiteten mit recht geringen Stichprobengrößen. Es wäre wünschenswert, mehr über die Wirksamkeit dieser Therapieansätze bei Patient:innen in akuteren Phasen nach SHTs zu erfahren (vgl. Übersicht von Rodríguez-Rajo et al., 2022b) oder auch bei Personen mit Hirnschädigungen anderer Ätiologien.

Wenige validierte strukturierte Behandlungsmöglichkeiten zur Emotionserkennung verfügbar

Übungen zur Emotionserkennung sind in vielen integrierten Therapieprogrammen (siehe Abschnitt 5.1.4) enthalten. Es gibt jedoch kaum standardisierte spezifische Therapietools zum Training von Emotionserkennung, die außerhalb von Studien frei oder käuflich verfügbar sind. Ein Beispiel dafür sind die von der Paul-Ekman-Gruppe kostenpflichtig verfügbaren Programme *METT* (Microexpressions Training Tools) und *SETT* (Subtle Expressions Training Tools) (unter https://www.paulekman.com/micro-expressions-training-tools). Diese wurden bislang hauptsächlich bei Patient:innen mit Schizophrenie erprobt, mit erster Evidenz für Verbesserungen und Transfereffekte (Marsh et al., 2012). Der Nutzen für neurologisch Erkrankte müsste noch belegt werden. Grundsätzlich ist es jedoch möglich, eigene Therapiematerialien aus den frei verfügbaren Emotionsstimulus-Sets (vgl. Kap. 4) zusammenzustellen.

METT und SETT

Merke

Elemente in der Behandlung von Einschränkung der Emotionserkennung können sein:

- Psychoedukation über die Charakteristika bestimmter emotionaler Ausdrücke,
- Darbietung von statischen und dynamischen emotionalen Ausdrücken und Training anhand von Feedback für korrekte und falsche Antworten,
- Mimikry: Nachahmen des dargestellten Emotionsausdrucks und somit Aktivierung des eigenen emotionalen Erlebens,
- Erinnerung an eigenes emotionales Erleben in ähnlichen Situationen,
- Einüben der gezielten Aufmerksamkeitsfokussierung auf relevante (Kontext-)Merkmale zur korrekten Identifikation emotionaler Ausdrücke,
- Kombination mit fehlerfreiem Lernen und/oder Selbstinstruktionstraining.

5.1.2 Spezifische Programme zur Behandlung von Einschränkungen im Bereich Sozialer Kognitionen: Perspektivübernahme

Im Bereich der Perspektivübernahme wurden die meisten Therapieprogramme für Kinder mit verschiedenen Störungen, die mit sozioemotionalen Schwierigkeiten einhergehen, wie z. B. Autismus, entwickelt. Im Erwachsenenbereich sind abermals v. a. Programme für Menschen mit Schizophrenie und Autismus bekannt und gut evaluiert (vgl. Übersichtsarbeiten von d'Arma et al., 2021; Hofmann et al., 2016), aber auch für ältere gesunde Personen (vgl. Roheger et al., 2022).

Programme zur Verbesserung der Perspektivübernahme bislang v. a. für Kinder und Erwachsene mit Autismus und Schizophrenie

Die emotionale und kognitive Perspektivübernahme wird meistens eingeübt, indem explizite Strategien vermittelt werden, anhand derer man sich in andere Menschen einfühlen und/oder deren gedankliche Perspektive einnehmen kann. Dazu kann es gehören, die dargestellten Emotionen (vgl. Abschnitt 5.1.1) sowie die situativen Kontextreize zu berücksichtigen und sich daran zu erinnern, wie man sich selbst in ähnlichen Situationen gefühlt hat (ohne automatisch vom eigenen Erleben auf andere zu schließen). Dies soll anschließend erprobt werden, indem die Perspektive von Protagonist:innen aus schriftlich dargebotenen Geschichten oder Filmen erschlossen wird. Auch können Rollenspiele eingesetzt werden, um das eigene Erleben in sozialen Situationen einbeziehen zu können. Dies kann auch im Gruppensetting erfolgen; wichtig ist dabei eine alters- und zielgruppengerechte inhaltliche Gestaltung des Materials (z. B. Nutzen von Comics und Handpuppen für Kinder) und der Dauer der einzelnen Sitzungen (kürzer für jüngere Kinder und ggf. für Personen mit eingeschränkten Aufmerksamkeitsleistungen).

Vermittlung von Merkmalen, anhand derer man die kognitive und emotionale Perspektive anderer Menschen erschließen kann

Zielgruppenspezifische Anpassung der Therapie wichtig

Auch das *Metakognitive Therapieprogramm* (MKT; Moritz et al., 2022) beinhaltet Module zur Förderung des empathischen Einfühlungsvermögens. Es wurde initial v. a. für Menschen mit Psychosen entwickelt und inzwischen für zahlreiche psychische Störungen adaptiert. Dabei werden anhand einer PowerPoint-Präsentation v. a. Strategien erarbeitet, mit denen man die Gefühle und Gedanken anderer Personen erschließen kann, z. B. indem man visuell dargestellte Emotionen in Relation zu situativen Hinweisreizen setzt, sich – unter Vorbehalt – auf eigenes Erleben in ähnlichen Situationen stützt und das Vorwissen über die beteiligten Personen einbezieht. Ebenso wird – wie in anderen Programmen auch – der eigene Attributionsstil (z. B. die Tendenz, negative Ereignisse stabil und internal zu attribuieren) kritisch im Hinblick auf Fehlerquellen reflektiert, die zu Fehleinschätzungen der kognitiven und affektiven Zustände anderer Menschen führen können. Dabei wird deutlich, dass Beeinträchtigungen in den Bereichen Aufmerksamkeit, Gedächtnis und exekutive Funktionen das Anwenden solcher Strategien erschweren können. Das MKT wurde hinsichtlich seiner Wirksamkeit bislang nicht bei neurologisch Erkrankten überprüft.

Metakognitives Therapieprogramm (MKT)

Unklare Ergebnisse zur Verbesserung der Perspektivübernahme nach einem Training der Kommunikationsfertigkeiten

Weiterhin gibt es Hinweise auf Verbesserungen der kognitiven Perspektivübernahme nach SHT im Rahmen einer Behandlung sozialer Kommunikationsfertigkeiten (Gabbatore et al., 2015; Winegardner et al., 2016). Teilweise handelt es sich um Einzelfallstudien, deren Ergebnisse in größeren Stichproben nicht repliziert werden konnten (Neumann et al., 2015).

Merke

Elemente in der Behandlung von Einschränkung der kognitiven und affektiven Perspektivübernahme können sein:

- Psychoedukation über hilfreiche Strategien zur emotionalen und kognitiven Perspektivübernahme (z. B. eigenes Erleben in ähnlichen Situationen, Affekterkennung, Nutzung situativer Reize, Rollenspiele),
- Elemente aus dem Metakognitiven Therapieprogramm,
- Training der Kommunikationsfertigkeiten.

5.1.3 Spezifische Programme zur Behandlung von Einschränkungen im Bereich Sozialer Kognitionen: Soziale Kompetenzen und soziales Problemlösen

Differenzialdiagnostik im Hinblick darauf, ob die sozialen Beeinträchtigungen eher auf Kompetenzebene oder auf Mentalisierungsebene liegen

Bei Beeinträchtigungen der sozialen Kompetenzen, die häufig vor allem in problematischen und konfliktbehafteten sozialen Situationen am ausgeprägtesten zum Tragen kommen, ist eine genaue Differenzialdiagnostik wichtig, um zu eruieren, ob ein verhaltensorientiertes Fertigkeitentraining angezeigt ist, oder aber interaktionelle Probleme z. B. eher aus Einschränkungen der Emotionserkennung, der Perspektivübernahme oder assoziierten kognitiven Beeinträchtigungen resultieren. Ebenso sind dysfunktionale Annahmen über das Selbst und Beziehungen bis hin zu Persönlichkeitsstörungen als potenzielle Ursachen für ungünstiges Interaktionsverhalten in Betracht zu ziehen.

Soziales Kompetenztraining nach Hinsch und Pfingsten (2023) zur Einübung assertiven Verhaltens

Im Bereich der Psychotherapie mit psychisch erkrankten Menschen ist das sieben Sitzungen umfassende Gruppentraining Sozialer Kompetenzen nach Hinsch und Pfingsten (2023) das wohl bekannteste Therapieprogramm, das auf die Vermittlung von assertiven – selbstsicheren und gleichzeitig sozial kompetenten – Verhaltensweisen fokussiert. Dabei wird in der Psychoedukation zunächst erarbeitet, was man unter assertiven Verhaltensweisen überhaupt versteht. Außerdem wird vermittelt, dass es einen Zusammenhang zwischen der Wahrnehmung und Interpretation von sozialen Situationen und dem daraus resultierenden Verhalten gibt. So können Patient:innen verstehen lernen, dass eine adäquate Wahrnehmung der Emotionen, Wünsche und Absichten anderer Personen (und somit Aspekten von Emotionserkennung und Empathie/ToM) und des situativen Kontextes essenziell dafür ist, dass die Perspektive aller an einer Interaktion beteiligten Personen bestmöglich berücksichtigt wird. Den Kern des Sozialen Kompetenztrainings bilden schließlich Übungen – hauptsächlich Rollenspiele, möglichst unter Einsatz von Videofeedback –, in denen assertive Verhaltensweisen eingeübt und anschließend in der Gruppe reflektiert werden.

Soziales Kompetenztraining für Patient:innen mit erworbenen Hirnschädigungen unter Berücksichtigung spezifischer Themen der Zielgruppe

Eine ähnliche, aber für Patient:innen mit erworbener Hirnschädigung adaptierte Version eines Gruppentrainings sozialer Kompetenzen, die zum einen hinsichtlich der Gestaltung und zum anderen bezüglich der behandelten Inhalte (z.B. Umgang mit Sprachstörungen und kognitiven Beeinträchtigungen) auf die besonderen Belange dieser Personengruppe Rücksicht nimmt, wurde von Schellhorn und Kolleginnen entwickelt (2008). Dabei handelt es sich um ein Konzept für eine offene Gruppe, das in vier psychoedukativen Modulen und sieben Verhaltensmodulen die Merkmale und die Basis sozial kompetenten Verhaltens theoretisch vermittelt und Übungen für die Umsetzung im Alltag, u.a. in Rollenspielen, bietet. Die Sitzungen sind auf 1,5 bis 2 Stunden terminiert und für drei bis acht Teilnehmende ausgelegt. Eine gewisse konzentrative Ausdauer und Reflexionsfähigkeit wird also durchaus vorausgesetzt. Eine Individualisierung der Sitzungsinhalte entlang der Bedürfnisse der Gruppe ist jedoch möglich.

Für soziale Situationen adaptierte Problemlösetrainings

Einige Elemente der vorgestellten Gruppentherapien (u.a. die Psychoedukation sowie Rollenspiele) können auch für das Einzelsetting adaptiert werden. Darüber hinaus bieten sich für soziale Situationen adaptierte Problemlösetrainings an, um adäquates (praktisch wirksames und sozial sensitives) Problemlöseverhalten in sozialen Situationen, auch in der Einzeltherapie, einzuüben. Entsprechende Programme wurden schon früh auf Basis bestehender allgemeiner Problemlösetrainings entwickelt (D'Zurilla & Nezu, 1999) und in verschiedenen Varianten z.B. an depressiv erkrankten Menschen erprobt. Für gewöhnlich beinhalten die verschiedenen Varianten folgende Komponenten:

Schritte sozialer Problemlöseprozesse

a) die Identifikation und genaue Eingrenzung des sozialen Problems hinsichtlich all seiner Determinanten (beteiligte Personen, Kontext, genaue Problemdefinition),
b) die freie Produktion einer Reihe von möglichen Lösungen, unabhängig von ihrer Lösungsgüte,
c) die Bewertung der Lösungen hinsichtlich ihrer praktischen (z.B. *„Wird das praktisch vorhandene Problem gelöst?"*) und sozialen Konsequenzen (z.B. *„Stoße ich jemanden unnötig vor den Kopf?"*),
d) Auswahl der besten Lösung: idealerweise löst diese das Problem aus der Perspektive der Zielperson auf praktischer Ebene (z.B. wird das wichtigste Anliegen des Patienten/der Patientin erreicht) und hat die wenigsten negativen sozialen Konsequenzen (z.B. andere Beteiligte kommen aufgrund einer Kompromisslösung ebenfalls zu ihrem Recht),
e) Umsetzung der Lösung und begleitende Bewertung der Ausführung und ihrer Konsequenzen, ggf. Adaptation des Verhaltens.

Hohe kognitive Anforderungen beim sozialen Problemlösen

Gegenüber Problemsituationen, die nicht primär in einen sozialen Kontext eingebettet sind (z. B. Ausfall der Zugverbindung für die geplante Urlaubsreise), sind soziale Situationen in gewisser Weise immer durch eine größere Komplexität gekennzeichnet. Dies ist schon der Tatsache geschuldet, dass in der Regel die Problemperspektiven einer oder mehrerer anderer Beteiligten berücksichtigt werden müssen (z. B. Kollision der eigenen Urlaubspläne mit denen von Kolleg:innen, mit denen man sich absprechen müsste). Dies stellt regelmäßig höhere Anforderungen an exekutiv vermittelte kognitive Funktionen als in nicht sozialen Problemsituationen. Dementsprechend sollte eine Mitbehandlung von Dysfunktionen in anderen neurokognitiven Bereichen auch zu einer Verbesserung der sozialen Problemlösekompetenzen beitragen.

Merke

Elemente in der Behandlung beeinträchtigter sozialer Kompetenzen können sein:

- Psychoedukation über Merkmale sozial kompetenten Verhaltens,
- Gruppentraining sozialer Kompetenzen nach Hinsch und Pfingsten (2023),
- Gruppentraining sozialer Kompetenzen für Patient:innen mit erworbenen Hirnschädigungen,
- soziale Problemlösetrainings.

5.1.4 Strukturierte Therapieprogramme zur domänenübergreifenden Behandlung von Einschränkungen im Bereich Sozialer Kognitionen

Domänenübergreifende Programme zur Behandlung von Defiziten Sozialer Kompetenzen bislang v. a. für Autismus und Schizophrenie

Während die meisten Therapieansätze selektiv spezifische Bereiche Sozialer Kognitionen und Kompetenzen adressieren, existieren einige wenige Therapieprogramme, in denen alle drei genannten Hauptaspekte Sozialer Kognitionen und Kompetenzen, gemeinsam und/oder aufeinander aufbauend behandelt wurden. Die meisten solcher Programme wurden wiederum ursprünglich für Menschen mit Störungen aus dem Autismus- oder Schizophrenie-Spektrum entwickelt. Dazu zählen z. B. das für Patient:innen mit Schizophrenie gut empirisch überprüfte *Interpersonelle Training Sozialer Kompetenzen* (Penn et al., 2007) sowie das *Integrierte Psychologische Therapieprogramm bei schizophren Erkrankten* (IPT; Roder et al., 2019), das auch als Therapiemanual vorliegt und Übungen zur sozialen Wahrnehmung (z. B. anhand von Fotos) und zu sozialen Fertigkeiten beinhaltet. Ein computergestütztes Therapieprogramm (allerdings in englischer Sprache), welches ebenfalls vorwiegend an Patient:innen mit psychotischen Erkrankungen validiert wurde, ist *Social Ville* (Nahum et al., 2014). Dieses beinhaltet, eingebettet in den Rahmen einer virtuellen Stadt, 27 Übungen zur Emotionserkennung, sozialer Wahrnehmung, Empathie, ToM und sozialer Attribution.

Nachfolgend sollen die beiden bereits empirisch validierten Programme vorgestellt werden, die spezifisch für neurologisch erkrankte Menschen entwickelt wurden. Beide wurden zunächst vorrangig in Populationen mit SHT eingesetzt.

Bislang nur zwei für Menschen mit erworbenen Hirnschädigungen entwickelte domänenübergreifende Programme

Das aktuell nur mit englischsprachigen Materialien verfügbare *T-ScEmo* (Treatment of Social Cognition and Emotion Regulation) von Westerhof-Evers et al. (2017) umfasst drei Module und 16 bis 20 i. d. R. einmal pro Woche stattfindende einstündige Therapiesitzungen im therapeutischen Präsenzkontakt.

In der Einzeltherapie umsetzbares Therapieprogramm T-ScEmo

Die Behandlung von Einschränkungen der Emotionserkennung erfolgt computergestützt und beinhaltet Übungen zur korrekten Identifikation von Emotionen, sowohl anhand von Gesichtsausdrücken als auch anhand der Körpersprache. Dabei wird z. T. auch auf Mimikry, also das Nachahmen der dargestellten Emotionsausdrücke, abgezielt, um das eigene Erleben der Emotion zu aktivieren (siehe Abschnitt 5.1.1). Im Modul „Perspektivübernahme und Theory of Mind" wird mittels Psychoedukation und verhaltenstherapeutischer Interventionen dazu angeleitet, eigene und fremde Perspektiven zu unterscheiden (z. B. durch Befragung von Angehörigen) und diese für fiktive und persönlich erlebte Situationen einzunehmen. Im Modul „Sozialverhalten" werden basale soziale Kompetenzen (z. B. Zuhören) sowie Emotionsregulationsstrategien (z. B. Steuerung von Wut) geübt, u. a. in Form von Rollenspielen. Mit Ausnahme der computergestützten Behandlung der Emotionserkennung setzt das Programm in jeder Sitzung realen Therapeut:innenkontakt voraus. Auch wird eine enge angehörige Person in einigen Sitzungen intensiv in die Behandlung einbezogen.

T-ScEmo-Module: Emotionserkennung, Perspektivübernahme und Theory of Mind, Sozialverhalten

Spätestens seit Beginn der Covid-19-Pandemie belegt eine stetig wachsende Anzahl von Studien, dass Telerehabilitation auch im Bereich der Klinischen Neuropsychologie allgemein gute Erfolge erzielt (für Menschen mit neurodegenerativen Erkrankungen legte dies z. B. bereits 2019 eine systematische Übersicht von Cotelli et al. nahe). Telerehabilitation bezeichnet die Umsetzung therapeutischer Maßnahmen mithilfe von Informationstechnologien (z. B. Internetnutzung auf PCs, Tablets, Smartphones), die eine Überbrückung räumlicher (oft videogestützte Live-Kommunikation) und zeitlicher (Interventionen ohne Live-Kontakt) Distanzen zwischen Therapeut:in und Patient:in erlauben.

Telerehabilitation: Therapie über räumliche und zeitliche Differenzen hinweg mithilfe von Informationstechnologien

Das an der Ruhr-Universität Bochum entwickelte deutschsprachige Programm *SoKoBo* (Programm zur Behandlung von Einschränkungen Sozialer Kognitionen und Kompetenzen der Ruhr-Universität Bochum; Lohaus, Reckelkamm & Thoma, 2024) ist internetgestützt verfügbar (Login über einen Webbrowser) und kann, ähnlich wie andere computergestützte Programme für die kognitive Rehabilitation, entweder in die Präsenztherapie integriert werden oder aber unter therapeutischer Begleitung eigenständig von Patient:innen im heimischen Setting bearbeitet werden.

Internetgestütztes Therapieprogramm SoKoBo

Vergleichbar zu T-ScEmo beinhaltet es die Module „Emotionserkennung", „Perspektivübernahme (Empathie/Theory of Mind)" und „Soziales Problemlösen". Alle Module bestehen aus einem Psychoedukationsteil, in dem über den jeweiligen Funktionsbereich informiert wird und Kompensationsstrategien zum Umgang mit den Beeinträchtigungen vermittelt werden, und einem Übungsteil, in welchem das zuvor gelernte Wissen angewendet werden kann. Die in der Psychoedukation vermittelten Inhalte werden durch umfangreiche Materialien (Zusammenfassungen, Übungsblätter), die zum Download bereitgestellt werden, unterstützt. Im Modul „Emotionserkennung" wird im Übungsteil trainiert, Emotionen anhand von statischen und dynamischen Darstellungen von Gesichtern und Körpern zu erkennen. In den Modulen „Perspektivübernahme" und „Soziales Problemlösen" werden Hörspiele von positiv (z.B. freudige Überraschungen, Komplimente) und negativ (z.B. Missverständnisse) besetzten sozialen Situationen dargeboten, anhand derer man entweder die emotionale und/oder gedankliche Perspektive der Protagonist:innen einnehmen respektive eine gute Lösung für adäquates Sozialverhalten in der betreffenden Situation finden soll. Prinzipiell besteht jedes Psychoedukationsmodul aus vier Sitzungen, die Anzahl der Übungssitzungen soll hingegen perspektivisch individuell anpassbar sein. In einer ersten Wirksamkeitsstudie wurde das Programm über 12 Wochen mit vier bis fünf Sitzungen (Psychoedukations- bzw. Übungssitzungen) überprüft, die Dauer der Therapie kann jedoch schwanken und prinzipiell können die Module unabhängig voneinander und nicht aufeinander aufbauend bearbeitet werden. Aktuell ist das Programm jedoch noch nicht für die allgemeine Nutzung verfügbar.

SoKoBo-Module: Emotionserkennung, Perspektivübernahme, Soziales Problemlösen

5.2 Wirkungsweise der Therapiemethoden

Drei Säulen Neuropsychologischer Psychotherapie

Restitution: Einüben soziokognitiver Fähigkeiten und sozialkompetenten Verhaltens

Grundsätzlich lassen sich die therapeutischen Ansätze, die für die Behandlung soziokognitiver Dysfunktionen genutzt werden, drei grundlegenden Säulen neuropsychologischer Rehabilitation zuordnen, die nachfolgend näher erläutert werden. Die *restitutiven oder übenden Ansätze* beinhalten das wiederholte Einüben bestimmter Fähigkeiten und Fertigkeiten. Darunter fallen z.B. viele Formen des Emotionserkennungs- oder ToM-Trainings (z.B. computergestützt oder im Rollenspiel), im Rahmen derer anhand von Feedback geübt wird, emotionale und mentale Zustände korrekt zu identifizieren. Durch die wiederholte Stimulation der beteiligten Hirnareale sollen auf Basis der neuronalen Plastizität des Gehirns Prozesse angeregt werden, welche eine Neuvernetzung und ggf. Neurogenese anregen. Dies ist jedoch nur möglich, wenn die Schädigung nicht zu umfangreich ist, bzw. nicht (schnell) progredient (Robertson & Murre, 1999).

Kompensatorische Ansätze greifen auf den Einsatz von externen Hilfsmitteln oder alternativen Strategien zurück und kommen primär, aber nicht ausschließlich, zum Einsatz, wenn man davon ausgeht, dass die Funktion der geschädigten Netzwerke durch übende Verfahren nicht (vollständig) wiederhergestellt werden kann. In Bezug auf Therapieverfahren für den Bereich der Sozialen Kognitionen und Kompetenzen sind hierzu z. B. Methoden zu zählen, die im Rahmen von psychoedukativen Therapieeinheiten vermittelt werden. Darunter fallen z. B. das Mitführen von Hinweiskarten, welche die wichtigsten Merkmale bestimmter Emotionen zusammenfassen, oder aber die Vermittlung eines erarbeiteten generischen Problemlöseschemas, das man auf schwierige soziale Situationen anwenden kann.

Kompensation: Nutzen von Strategien zur Unterstützung soziokognitiver Fähigkeiten und sozialkompetenten Verhaltens

Integrative Verfahren beziehen weitere psychotherapeutische Methoden ein, die im Rahmen der Neuropsychologischen Therapie v. a. bei sozioemotionalen Problemen, sozialen Kompetenzdefiziten und Verhaltensauffälligkeiten eingesetzt werden. So fällt z. B. das *Gruppentraining Sozialer Kompetenzen* (Hinsch & Pfingsten, 2023) in seiner Adaptation für hirngeschädigte Patient:innen am ehesten unter die integrativen Verfahren und baut dabei auch ganz klar übende und kompensatorische Elemente ein. In diesem Zusammenhang kann z. B., sowohl im Individual- als auch im Gruppensetting, die Vermittlung von Emotionsregulationsstrategien (z. B. Entspannungstechniken) hilfreich sein, wenn Patient:innen in für sie schwierigen und unverständlichen sozialen Situationen dazu neigen, aggressiv zu reagieren. In diesem Zusammenhang können auch die sog. „Dritte-Welle-Verfahren" (achtsamkeits-, mitgefühls- und akzeptanzbasierte Therapieansätze) neben einer verbesserten Emotionsregulation auch andere Aspekte des Wohlbefindens und der kognitiven Leistungsfähigkeit bei Menschen mit erworbenen Hirnschädigungen positiv beeinflussen (Lovette et al., 2022). Zumindest bei Menschen mit Psychosen können explizit auf die Verbesserung soziokognitiver Verarbeitung ausgerichtete achtsamkeitsbasierte Ansätze auch tatsächlich die affektive Perspektivübernahme verbessern (Mediavilla et al., 2021). Dies illustriert, dass diese Ansätze nicht unspezifisch direkt Soziale Kognitionen beeinflussen, sondern das Zielkonstrukt (z. B. Alexithymie) explizit in den entsprechenden Interventionen fokussiert wird, um Verbesserungen zu erzielen (vgl. auch Cassel et al., 2019). Auch die Umstrukturierung von dysfunktionalen Überzeugungen und autobiografisch erworbenen Schemata (siehe auch Abschnitt 5.5) kann hilfreich sein, wenn ungünstige Grundannahmen und Schemata und/oder eine depressive Symptomatik zusätzlich dazu beitragen, dass sozial inadäquates Verhalten gezeigt wird. Eine genaue Situations- und Verhaltensanalyse vorab ist essenziell, um die entsprechenden Gedanken, aber auch mögliche situative Auslöser (z. B. Reizüberflutung, bestimmte konfliktbehaftete Personenkonstellationen) angemessen berücksichtigen zu können. Wenn z. B. eine schnelle Übermüdung in unübersichtlichen Situationen zu Gereiztheit und Beeinträchtigung soziokognitiver Verarbeitung sowie

Integrative Verfahren beziehen z. B. auch verhaltenstherapeutische Ansätze ein, um begleitende psychische Verarbeitungsprozesse günstig zu beeinflussen

Achtsamkeits-, mitgefühls- und akzeptanzbasierte Ansätze können v. a. die Emotionsregulation verbessern

Eine sorgfältige Situations- und Verhaltensanalyse kann zusätzliche therapeutische Ansatzpunkte liefern

sozial unangemessenem Verhalten führt, kann mit den Betroffenen erarbeitet werden, das z. B. die Gereiztheit als Signal für eine Pause wahrgenommen wird.

Über diese basalen Prinzipien hinausgehende spezifische Mechanismen der Wirkungsweise von Behandlungsansätzen zur Verbesserung Sozialer Kognitionen sind bislang nicht gut untersucht und nicht gut verstanden (Nijman et al., 2023).

Merke

Verschiedene Elemente von Ansätzen zur Verbesserung Sozialer Kognitionen und Kompetenzen lassen sich den drei Säulen Neuropsychologischer Psychotherapie zuordnen:

- *Restitutive Ansätze:* z. B. Trainings der Emotionserkennung.
- *Kompensatorische Ansätze:* z. B. Verwendung von internalen und externalen Strategien zur Dekodierung mentaler und emotionaler Zustände anderer Personen.
- *Integrative Verfahren:* Einbindung weiterer psychotherapeutischer Methoden, z. B. zur Bearbeitung dysfunktionaler Selbstannahmen.

5.3 Effektivität und Prognose

Durch gezielte Behandlung können auch nach Jahren noch Verbesserungen eintreten

Während Einschränkungen Sozialer Kognitionen und Kompetenzen unbehandelt häufig über Jahre bestehen bleiben und chronifizieren (siehe Abschnitt 2.9), können mit den in diesem Kapitel vorgestellten Behandlungsansätzen durchaus auch nach Jahren noch Verbesserungen erzielt werden, wie auch schon zum Teil in den vorhergehenden Abschnitten angeklungen ist.

Wenige gut evaluierte Therapiestudien spezifisch für neurologisch Erkrankte

Bislang existieren nur wenige spezifisch auf die Belange von Menschen mit erworbenen Hirnschädigungen zugeschnittene Therapieansätze für soziokognitive Einschränkungen. Die wenigen bestehenden Programme behandeln selektiv eher basale Aspekte.

Vallat-Azouvi und Kolleg:innen fassten 2019 den Forschungsstand bezüglich der vorhandenen Therapieoptionen zur Behandlung von Einschränkungen der Sozialen Kognitionen spezifisch nach traumatischen Hirnschädigungen zusammen. Tatsächlich liegen fast ausschließlich für diese Gruppe neurologisch Erkrankter methodisch gut aufbereitete Therapiestudien für den Bereich Sozialer Kognitionen vor. Generell wird beklagt, dass sich das Gros der Forschung ansonsten bislang auf Patient:innen mit psychischen Erkrankungen bezieht. Die Übersichtsanalyse identifizierte 16 relevante empirische Studien, von denen die meisten nur auf eine Subdomäne Sozialer Kognition (v. a. Emotionserkennung anhand von Gesichtern) fokussierten. Einige wenige wählten ein Therapiemodell, im Rahmen dessen mehrere Aspekte in modularer Abstufung behandelt wurden.

Domänen-übergreifende Therapieansätze bei SHT-Patient:innen tendenziell vielversprechender

Von den 16 Studien waren neun RCTs und erfüllten somit die höchsten Qualitätsanforderungen an solche Untersuchungen. Die Befundlage war gemischt, insbesondere erscheint fraglich, ob Therapieerfolge länger als 6 Monate anhalten und inwiefern sie auf nicht trainierte Bereiche generalisieren (z.B. von Emotionserkennung auf Empathie). Am vielversprechendsten schienen Ansätze zu sein, die unterschiedliche Aspekte Sozialer Kognitionen integrativ behandelten, wie z.B. Emotionserkennung, Theory of Mind und soziale Fertigkeiten. Gegebenenfalls ist es erforderlich, eine möglichst große Bandbreite unterschiedlicher Bereiche und Aufgabenanforderungen im Rahmen der Therapie abzudecken, um die Generalisierung auf die sehr heterogenen Alltagssituationen zu fördern (vgl. Roheger et al., 2022). Dazu empfiehlt es sich auch, in der Therapie möglichst an den tatsächlichen sozial relevanten Alltagsproblemen der Patient:innen zu arbeiten.

Für die in Abschnitt 5.1.4 vorgestellten kombinierten Programme, in denen mehrere soziokognitive Aspekte domänenübergreifend behandelt werden, wurden folgende Wirksamkeitsbelege beigebracht:

Im Rahmen einer randomisierten kontrollierten Studie wurden 61 Patient:innen mit SHT einer Behandlung mit T-ScEmo mit den Modulen „Emotionserkennung“, „Perspektivübernahme und ToM“ sowie „Sozialverhalten“, oder einer Kontrollbedingung zugewiesen, in der eine kognitive Restitutionstherapie mit dem computergestützten Programm *CogniPlus,* Fa. Schuhfried (v.a. in den Bereichen Aufmerksamkeit, Arbeitsgedächtnis und exekutive Funktionen) stattfand. Beide Behandlungen wurden innerhalb von 16 bis 20 Wochen mit einstündigen wöchentlichen Sitzungen durchgeführt, die therapeutisch von einer Person geleitet wurden, die klinisch neuropsychologisch qualifiziert war. Lediglich die Übungen zur Emotionserkennung wurden computerunterstützt durchgeführt, die Behandlung im T-ScEmo-Arm erfolgte ansonsten im Realkontakt und teils unter direkter Einbeziehung der Angehörigen. Ausschließlich die Experimentalgruppe verbesserte sich in den Testverfahren zur Emotionserkennung und Perspektivübernahme sowie der Einschätzung von Empathie und Lebensqualität durch Angehörige (Westerhof-Evers et al., 2017). Diese Veränderungen waren auch 3 bis 5 Monate nach Beendigung der Therapie noch nachweisbar.

T-ScEmo verbessert Emotions-erkennung und Perspektiv-übernahme für mindestens 3–5 Monate

Die internetgestützte Behandlung mit SoKoBo wurde ebenfalls im Rahmen einer randomisierten kontrollierten Studie evaluiert (Lohaus et al., 2024). Dafür wurden 64 Patient:innen nach SHT rekrutiert und randomisiert entweder der neu entwickelten SoKoBo-Therapie oder aber einem ebenfalls internetgestützten, bereits etablierten kognitiven Therapieprogramm (*RehaCom,* Fa. Hasomed) zur Behandlung von kognitiven Einschränkungen in den Bereichen Aufmerksamkeit, Gedächtnis und exekutive Funktionen zugeordnet. Insgesamt schlossen 27 Patient:innen in der SoKoBo- und 16 Patient:innen in der RehaCom-Gruppe die Therapie erfolgreich ab. Die Behandlung erstreckte sich über insgesamt mindestens 12 Wochen, in denen die Patient:innen an vier Tagen pro Woche in Eigenregie und nach festgelegtem Plan die Sitzungen aller drei Therapiemodule von SoKoBo von zuhause aus bearbeiteten bzw. in parallelisiertem Umfang Übungen in RehaCom absolvierten. Um die Vergleichbarkeit der beiden Therapiegruppen zu erhöhen, wurden auch für die in RehaCom durchgeführten Übungen entsprechende Psychoedukationssitzungen zu Aufmerksamkeit, Gedächtnis und exekutiven Funktionen entwickelt. Die Therapie verlief ohne Therapeut:innenkontakt, alle 14 Tage erfolgte jedoch ein strukturiertes Telefoninterview mit den Patient:innen, um die Compliance zu erhöhen und etwaige Schwierigkeiten zu besprechen. Nach Beendigung der Therapie ergaben sich Verbesserungen der Emotionserkennung sowie der selbsteingeschätzten Empathie spezifisch nur in der SoKoBo-Gruppe. Interessanterweise trat die Verbesserung der Emotionserkennung auch in der Gruppe auf, die nach Abschluss der RehaCom-Behandlung die Möglichkeit wahrnahm, im Nachgang ebenfalls die SoKoBo-Therapie abzuschließen. Bei diesen derzeit $N=8$ Personen zeigte sich die Verbesserung der Emotionserkennung erst nach Absolvierung der SoKoBo-Therapie, nicht aber schon nach der RehaCom-Behandlung.

SoKoBo verbessert Emotionserkennung und Selbsteinschätzungen der Empathie

Obgleich die beiden Therapiestudien von Westerhof-Evers et al. (2017) und Lohaus et al. (2024) Ähnlichkeiten im Versuchsdesign aufwiesen, so zeigten sie auch wichtige Unterschiede in der Programmkonzeption. Der wesentliche Unterschied bestand darin, dass SoKoBo rein internetgestützt und nur mit minimaler therapeutischer Begleitung durchgeführt wurde, während T-ScEmo im Wesentlichen eine manualisierte Therapie im Präsenzkontakt darstellt. Auch wurden bei T-ScEmo Angehörige in die Sitzungen einbezogen und die Therapie wurde zumindest in den Sitzungen 11 bis 20 individualisierter auf die Bedürfnisse und Beeinträchtigungsprofile der Patient:innen zugeschnitten. Letzteres soll jedoch im Rahmen der SoKoBo-Therapie außerhalb des RCTs perspektivisch auch möglich sein, da die Module und Sitzungen sich theoretisch flexibel anpassen lassen.

T-ScEmo und SoKoBo erwiesen sich in randomisierten kontrollierten Studien mit SHT-Patient:innen in zentralen Outcomemaßen als wirksam, unterscheiden sich jedoch auch in wichtigen Charakteristika

Für andere neurologische Ätiologien soziokognitiver Störungen fehlt es an überzeugender Therapieevidenz.

Erwähnenswert ist, dass die Psychoedukation über soziokognitive Störungen und mögliche Kompensationsstrategien für die Patient:innen einen integralen Bestandteil dieser beiden Therapieprogramme bildet. An Materialien zur Psychoedukation spezifisch für Angehörige von Menschen mit erworbenen Hirnschädigungen, v. a. auch in deutscher Sprache, mangelt es bislang, obwohl sich in den meisten Fällen die Psychoedukationsmaterialien für die Patient:innen auch in einem gewissen Ausmaß verwenden lassen. Am ehesten existieren spezifische Materialien als ein (wenn auch nicht zentraler) Baustein

Psychoedukation als wesentliches Therapieelement für Betroffene, bislang nicht spezifisch für Angehörige verfügbar von Manualen zur Psychoedukation für Eltern von Kindern mit Störungen aus dem Autismusspektrum, wie z.B. dem *Frankfurter Autismus-Elterntraining* (FAUT-E; Schlitt et al., 2015).

Merke

- Bislang wurden Therapiestudien zur Verbesserung Sozialer Kognitionen und Kompetenzen fast ausschließlich an Personen nach traumatischen Hirnschädigungen durchgeführt.
- Es zeigen sich, wenn auch nicht immer konsistent, v.a. Verbesserungen für die Bereiche Emotionserkennung und kognitive und affektive Perspektivübernahme, und dies tendenziell deutlicher für domänenübergreifende Ansätze.
- Zur Langfristigkeit der Therapieeffekte und zur Generalisierung auf Alltagsfunktionen können bislang kaum belastbare Aussagen getroffen werden.

5.4 Varianten der Methode und Kombinationen

5.4.1 Technologiegestützte Therapieansätze

Vielfach ist der Einsatz technologiegestützter Therapien bei der Behandlung soziokognitiver Dysfunktionen in der Neurorehabilitation noch nicht gut untersucht

Während Tablets, PCs, Smartphones und webbasierte Applikationen unbestritten seit Längerem einen inhärenten Bestandteil neuropsychologischer Rehabilitation für verschiedene kognitive Bereiche darstellen, so zeigte unsere eigene im Jahr 2023 erschienene Literaturanalyse, dass der Einsatz technologisch gestützter Therapieansätze spezifisch für den Bereich der Sozialen Kognitionen und Kompetenzen bislang fast ausschließlich für Störungen aus dem Autismus- und Psychosespektrum methodisch gut kontrolliert evaluiert wurde (Lohaus, Rogalla & Thoma, 2023).

Augmented Reality (AR) und Virtual Reality (VR) als potenzielle Therapieansätze

Ansätze der Augmented Reality (AR), in der Regel verstanden als computergestützte Erweiterung der Realitätswahrnehmung (z.B. durch Einblendungen von Informationen oder Überlappungen), sowie der VR, im Rahmen derer ein computergeneriertes Abbild der Realität erschaffen wird, in das die Nutzer:innen z.B. unter Einsatz einer speziellen Brille „eintauchen", halten auch in die (neuro-) psychologische Rehabilitation allmählich Einzug. Im Bereich der Sozialen Kognitionen können mit AR und VR auch Interaktionen mit anderen Personen realistisch simuliert oder durch Zusatzinformationen ergänzt werden. Gleichzeitig erlaubt das Setting eine größere experimentelle Kontrolle über den Schwierigkeitsgrad und die Intensität der Erfahrungen als z.B. eine reale Gruppentherapie.

AR- und VR-Ansätze sind hinsichtlich ihrer Wirksamkeit bislang allerdings v.a. bei entwicklungsbedingten Störungen wie Autismus untersucht wor-

Emotionserkennung und soziale Fertigkeiten bessern sich in VR bei psychotisch Erkrankten, aber Generalisierung unklar

den, häufig bei Kindern, und hier auch nicht primär mit Blick auf Soziale Kognitionen (vgl. Übersichten bei Mittmann et al., 2023 [AR], und von Tan et al., 2022 [VR]). Bei psychotisch erkrankten Personen hat sich ein Emotionserkennungstraining in VR als wirksam erwiesen, aber die Generalisierbarkeit der Verbesserungen auf Alltagssituationen steht ebenso in Zweifel wie für andere Formen übender (restitutiver) Behandlungsverfahren (Nijman et al., 2023). Im Bereich der sozialen Kompetenzen hat sich, ebenfalls für psychotisch erkrankte Personen, gezeigt, dass ein Training sozialer Kompetenzen, das in VR durchgeführt wurde, im Vergleich zu einem konventionellen sozialen Kompetenztraining mit einer größeren Motivation, verbesserten Kommunikationsfertigkeiten und Selbstsicherheit assoziiert war (Park et al., 2011).

Ermutigende erste Evidenz zum Einsatz von VR-Therapien bei Kindern mit sozialen Schwierigkeiten

Bislang so gut wie keine Untersuchungen zu VR bei soziokognitiven Störungen bei Erwachsenen mit Hirnschädigung

Therapieoutcomes, die bislang mit technologisch gestützten Ansätzen, u.a. VR, bei pädiatrischen und erwachsenen Patient:innen mit erworbenen Hirnschädigungen für exekutive und Aufmerksamkeitsfunktionen erzielt wurden, stimmen vorsichtig optimistisch. Allerdings handelte es sich um wenige und kleine Studien, und Evidenz für den Bereich der Sozialen Kognitionen fehlte völlig (Brassel et al., 2021; van de Wouw et al., 2023). Dieser Bereich wird bislang am ehesten mit dem Programm (VR-SPIRIT) adressiert, das sich bislang bei Kindern mit zerebellären Schädigungen als wirksam erwies. Im Rahmen der Behandlung lernen die Patient:innen, die Intentionen anderer Personen in einem recht simplen Szenario vorherzusagen. Dabei wird in einer in VR simulierten Spielplatzsituation ein Wettbewerb mit vier Avataren inszeniert. Anhand von Feedback lernten Kinder mit zerebellären Missbildungen allmählich, die Präferenzen der Avatare kennen und so ihr Verhalten vorherzusagen (Urgesi et al., 2021). Eine weitere Studie, die pädiatrische Patient:innen mit verschiedenen neurologischen Erkrankungen (u.a. Epilepsie, SHT und Schlaganfall) untersuchte, zeigte Verbesserungen im Bereich der sozialen Kommunikation und Empathie nach einer Therapie mit einer kombinierten VR- und Multitouch-Multiuser-Tablet-Technologie (Kolk et al., 2023). Grundsätzlich fällt auf, dass die meisten Studien zu AR und VR Therapieprogramme beinhalten, die zur alleinigen Bearbeitung gedacht sind, während es einfach und gewinnbringend möglich sein könnte, in AR und VR tatsächliche soziale Interaktionen mit anderen Personen zu ermöglichen, z.B. im Rahmen von Gruppentherapien. Dieser Punkt sollte in künftigen Studien bedacht werden (vgl. auch Mittmann et al., 2023).

Betroffene müssen im sinnvollen Umgang mit Wearables zum Überwachen eigener emotionaler Zustände angeleitet werden

Ebenso könnten technische Entwicklungen einen Ansatz bieten, um die Behandlung von Alexithymie (vgl. Kapitel 3) zu unterstützen. Dabei könnten Smartwatches und andere am Körper tragbare Technologien (sog. Wearables) dazu beitragen, eigene emotionale Zustände mittels entsprechender Sensoren zu registrieren und zu benennen (Schmidt et al., 2019). Die Forschung dazu steht jedoch v.a. in klinischen Populationen noch am Anfang. Wichtig ist, mit den Patient:innen zu erarbeiten, dass die Wearables für die

Selbstwahrnehmung sensibilisieren können, jedoch die Rückmeldungen nicht kritiklos zu übernehmen sind, wenn z. B. Stresserleben rückgemeldet wird, welches aktuell nicht mit einer entsprechenden Empfindung korrespondiert.

Merke

- Technologien, wie Ansätze der Augmented Reality (AR) und Virtual Reality (VR) sowie sog. Wearables, bieten ggf. ein interessantes Potenzial für die Behandlung soziokognitiver Störungen und zum Monitoring eigener emotionaler Zustände.
- Bislang fehlt jedoch weitgehend Evidenz für den Bereich der neurologischen Rehabilitation, und die Generalisierbarkeit der Trainingseffekte ist ebenso fraglich wie für andere Bereiche der kognitiven Restitution.

5.4.2 Neurofeedback

EEG- und fMRT-Neurofeedback haben ggf. therapeutisches Potenzial, dessen Praxisrelevanz in der Neurorehabilitation noch unklar ist

Es liegen erste und ermutigende Befunde zur Wirksamkeit von Neurofeedback zur Verbesserung Sozialer Kognitionen vor, z. B. für ToM unter Einsatz von Neurofeedback mittels fMRT (Saxena et al., 2023: Zusammenhang mit willentlicher Steuerung der Aktivität im rechten temporoparietalen Übergang) oder Elektroenzephalographie (EEG) bei Gesunden und Menschen mit Autismus (Imperatori et al., 2017: volitionale Steuerung der Hirnaktivität in den Alpha-/Theta-Frequenzbändern). Solche Verfahren wurden u. a. auch deshalb entwickelt, weil die schwache Generalisierung vieler klassischer Therapieprogramme zur Verbesserung soziokognitiver Funktionen auf den Alltag ggf. auch darin begründet liegen könnte, dass die zugrunde liegenden neurobiologischen Korrelate nur unzureichend modifiziert werden. Angesichts der Kostenintensität und mangelnden Verfügbarkeit solcher Ansätze ist der langfristige potenzielle Nutzen für die klinische Praxis noch fraglich, ebenso ist der Nutzen für spezifisch neurologisch Erkrankte noch nicht klar.

Merke

- Ansätze des Neurofeedbacks zur Verbesserung soziokognitiver Dysfunktionen wurden in neurologischen Populationen noch nicht hinsichtlich ihrer Wirksamkeit getestet.
- Bei Menschen mit Autismus und in gesunden Populationen gibt es Hinweise für Verbesserungen Sozialer Kognitionen unter Einsatz von EEG- und fMRT-Feedback. Inwiefern ein Nutzen in der klinischen Praxis zu erwarten ist, bleibt noch unklar.

5.4.3 Pharmakologische Behandlung

Inkonsistente Befundlage für das Therapiepotenzial von Oxytozin

Bezüglich der pharmakologischen Behandlung soziokognitiver Dysfunktionen existieren bislang wenige und inkonsistente Belege, die fast ausschließlich psychisch erkrankte Patient:innenpopulationen im Fokus haben. Die bisherigen Hoffnungen auf Oxytozin (vgl. Abschnitt 3.3.2) als Neuromodulator, der in natürlichen Bindungssituationen (z. B. beim Stillen) eine große Rolle spielt, haben sich bislang nicht dahingehend erfüllt, dass es eine eindeutig wirksame Behandlungsmöglichkeit darstellen könnte (Erdozain et al., 2020; Riccardi et al., 2021).

Diazepam beeinträchtigt die Emotionserkennung, Citalopram fördert u. U. prosoziales Verhalten

Eine weitere Übersichtsanalyse von typischen in der psychiatrischen Behandlung verwendeten Medikamenten zeigt, dass Diazepam und vermutlich generell Benzodiazepine die Emotionsverarbeitung beeinträchtigt. Für andere gebräuchliche Psychopharmaka, wie z. B. Antipsychotika, sind die Effekte inkonsistent und insgesamt die Befundlage unzureichend (Haime et al., 2021), wenn es auch vereinzelt Befunde gibt, wonach z. B. Antidepressiva wie Citalopram zumindest bei Gesunden prosoziales Verhalten fördern können (Hobbs et al., 2020).

Dopaminerge Medikation verbessert – ggf. indirekt – die Emotionserkennung bei Parkinson

Bei zunächst unmedizierten Patient:innen mit einer Parkinson-Erkrankung zeigte sich ein positiver Effekt dopaminerger Medikation auf kognitive ToM-Leistungen bereits nach 3 Monaten und hielt auch 1 Jahr später noch an (Del Prete et al., 2020). Ob dieser Effekt direkt erzielt wird, sich durch eine Verringerung der Amimie möglicherweise die Fähigkeit zur Mimikry verbessert oder eine allgemeine Verbesserung des Wohlbefindens die Emotionserkennung positiv beeinflusst, bleibt jedoch offen.

Merke

- Das therapeutische Potenzial von Oxytozin zur Verbesserung von soziokognitiven Leistungen bleibt unklar, u. a. wegen der nur kurz anhaltenden Wirkung.
- Für die meisten Psychopharmaka ist der Effekt – jenseits einer Verbesserung von sozial problematischem Verhalten – auf zugrunde liegende Soziale Kognitionen unklar: Diazepam scheint jedoch konsistent Emotionserkennungsleistungen zu verschlechtern. Eine dopaminerge Medikation verbessert hingegen die Emotionserkennung bei Parkinson-Patient:innen.
- Die meisten Studien im psychopharmakologischen Bereich fokussieren sich auf die basaleren Konstrukte wie Emotionserkennung und ToM.

5.5 Herausforderungen bei der Durchführung

Eine Behandlung soziokognitiver Dysfunktionen kann dadurch erschwert werden, dass gleichzeitig Einschränkungen in weiteren kognitiven Bereichen bestehen. Grundsätzlich hat es sich, wie weiter oben bereits dargestellt, als günstig erwiesen, die soziokognitive Behandlung Hand in Hand mit einer Behandlung etwaiger kognitiver Dysfunktionen durchzuführen. Dementsprechend hat sich gezeigt, dass eine Kombination aus computergestützter Therapie, die spezifisch auf Soziale Kognitionen fokussiert, mit computergestützter Therapie für kognitive Einschränkungen bei SHT-Patient:innen wirksamer ist als soziokognitive Therapie allein (Rodríguez-Rajo et al., 2022a). Dies ist allein schon dadurch erklärbar, dass soziokognitive Prozesse in hohem Maße darauf aufbauen, dass alle relevanten Aspekte im Fokus der Aufmerksamkeit sind, wichtige Informationen und Strategien richtig erinnert werden und exekutiv in hochkomplexen und ggf. emotional aufgeladenen Situationen korrekt umgesetzt werden. Je nach individuellem Schwerpunkt der kognitiven Dysfunktionen können wir für die Behandlung auf die entsprechenden anderen Bände dieser Reihe (z. B. zu Gedächtnisproblemen, Aufmerksamkeitsstörungen etc.) verweisen.

Kognitive Einschränkungen sollten mitbehandelt werden

Eine besondere Bedeutung kommt dabei auch Problemen der Reaktionsinhibition zu, die sich primär auch in sozialen Situationen manifestieren können. Dazu kann u. a. auch eine organisch bedingte Beeinträchtigung der Fähigkeit zur Emotionsregulation gehören, die mit einer höheren Reizbarkeit und Impulsivität und allgemein enthemmtem Verhalten in sozialen Situationen einhergehen kann (Osborne-Crowley et al., 2018). Dies kann im Extremfall selbst dann auftreten, wenn die Betroffenen eigentlich gut in der Lage sind, die Emotionen und Perspektiven anderer angemessen zu erkennen und in emotional weniger aufgeladenen Situationen angemessene Problemlösungen zu generieren. In diesen Fällen empfiehlt es sich, weitere Therapiekonzepte hinzuzuziehen, wie z. B. das Manual zum *Training Emotionaler Kompetenzen* (TEK) nach Berking (2017). Dieses beinhaltet Elemente wie Entspannungs- und Achtsamkeitsübungen, Übungen zur Selbstfürsorge und Imagination sowie die Vermittlung von Skills zur Emotionsregulation in belastenden Situationen. Auch Ansätze, welche die inhibitorische Verhaltenskontrolle stärken, können sich in diesem Zusammenhang als wirksam erweisen. Für nähere Ausführungen zu entsprechenden Therapiekonzepten verweisen wir auf die Bände zu exekutiven Störungen (Müller, 2013) und zu Persönlichkeits- und Verhaltensänderungen nach Hirnschädigung (Thöne-Otto et al., 2018) dieser Reihe.

Beeinträchtigte Fähigkeit zur Emotionsregulation und sozialen Inhibition muss ggf. mitbehandelt werden

Auch können (ggf. erst nach Erkrankung neu ausgebildete) dysfunktionale Überzeugungen und/oder negative autobiografisch erworbene Schemata dazu führen, dass in sozialen Situationen inadäquates Verhalten gezeigt wird. Beispielsweise kann eine Annahme wie *„Seit dem Schlaganfall sehen mich alle als Versager/werten mich ab/bin ich nichts mehr wert"* dazu führen, dass auf gut gemeinte Hilfestellungen anderer oder die leiseste Kritik aggressiv und abweisend reagiert wird. Dieses Problem kann umso massiver auftreten, wenn bereits prämorbid autobiografisch erworbene Schemata bestanden, die eine hohe Leistungsfähigkeit als zentral für den Erhalt des eigenen Selbstwertes definiert haben. In solchen Fällen empfiehlt sich, z. B. mit verhaltensthera-

Rolle dysfunktionaler Überzeugungen und negativer autobiografischer Schemata

peutischen Methoden, u. U. spezifisch adaptiert für neuropsychologische Patient:innen, an den ungünstigen Überzeugungen und Schemata zu arbeiten.

Komorbide psychische Störungen müssen berücksichtigt werden

Wie in Kapitel 2 ausgeführt, gehen psychische Störungen ebenfalls mit Einschränkungen soziokognitiver Funktionen einher (vgl. z. B. Übersicht von Thoma et al., 2013a, sowie Abschnitt 2.7), v. a. auch im Rahmen von depressiven Störungen (Cusi et al., 2012), die besonders häufig in Zusammenhang mit neurologischen Erkrankungen auftreten (Medeiros et al., 2022). Dementsprechend ist es essenziell, psychische Störungen bei Menschen mit erworbenen Hirnschädigungen neuropsychotherapeutisch mitzubehandeln. Dies gilt jedoch in gleicher Weise für alle kognitiven Beeinträchtigungen nach Hirnschädigung, die ebenfalls durch komorbide Angst- und depressive Erkrankungen mitbeeinflusst werden.

Für neurologisch Erkrankte angepasste psychotherapeutische Vorgehensweisen

Für entsprechende Techniken verweisen wir z. B. auf Luppen und Stavemann (2023) für einen deutschsprachigen und praxisorientierten Überblick über verhaltenstherapeutische Methoden, die für neuropsychologische Patient:innen modifiziert sind, auf Kuhn (2018) für eine patient:innenfreundliche Einführung in die Thematik sowie auf Klonoff (2010) für eine englischsprachige Übersicht über integrative psychotherapeutische und soziotherapeutische Methoden.

Nicht zuletzt erschwert eine veränderte Krankheitswahrnehmung bzw. ein vermindertes Bewusstsein (Awareness) für die eigenen soziokognitiven Einschränkungen jedwede Behandlung und trägt umgekehrt gerade in sozialen Situationen zu verschärften Konflikten bei, wenn die betroffene Person gar nicht einsieht und einsehen kann, dass sie sich ggf. ungünstig verhält. Für spezifische Behandlungsansätze verweisen wir auf den entsprechenden Band von Gauggel (2016) in dieser Reihe.

Merke

Bei der Behandlung von Einschränkungen Sozialer Kognitionen und Kompetenzen müssen ggf. weitere Bereiche therapeutisch berücksichtigt werden. Dazu gehören:

- kognitive Dysfunktionen, insbesondere in den Bereichen Aufmerksamkeit, Gedächtnis und exekutive Funktionen,
- eine beeinträchtigte Emotionsregulation,
- dysfunktionale Überzeugungen und negative autobiografische Schemata,
- komorbide psychische Störungen,
- veränderte Krankheitswahrnehmung/Awareness.

6 Fallbeispiel

6.1 Anamnese mit Fokus auf die berichteten Problembereiche

Herr S. (48) erlebte seit einem schweren SHT vor 2,5 Jahren, das er sich bei einem Sturz beim Fahrradfahren ohne Helm zugezogen hatte, ausgeprägte soziale Konflikte im Alltag, die insbesondere seine Ehe belasteten. Herr S. war seit 20 Jahren verheiratet und hatte zwei erwachsene Kinder. Auch im beruflichen Bereich – Herr S. war als Fachinformatiker in einem universitären Rechenzentrum tätig – hätten seine Kolleg:innen beklagt, dass er nun häufiger „unsensibel und unwirsch" reagiere. Früher sei er ein „sehr unkomplizierter Zeitgenosse" gewesen. Auch im Freundeskreis habe es bereits Befremden über bestimmte Situationen gegeben, in denen Herr S. sich in ungewohnter Weise „wie der Elefant im Porzellanladen" verhalten habe. Herr S. führte die Konflikte schon im Erstgespräch v. a. darauf zurück, dass er oft nicht mehr richtig einschätzen könne, was andere Personen denken und fühlen. Auch fühle er sich nun in Konfliktsituationen seltsam unbeholfen und es falle ihm schwer, herauszufinden, was das richtige Verhalten sei, wenn er sich einerseits nicht „verbiegen" und andererseits niemanden vor den Kopf stoßen wolle. Auch in der initialen Diagnostik bestätigte sich, dass Herr S. v. a. Schwierigkeiten hatte, basale und komplexe Gefühlszustände bei anderen Menschen zu erkennen und für schriftlich präsentierte Alltagsszenarien, die alltägliche Problemsituationen im sozialen Bereich schildern, adäquate Lösungen zu finden (siehe Tabelle 6 für die Prä-Post-Testwerte der eingesetzten Verfahren).

Störungen Sozialer Kognitionen belasten auch Angehörige

Verändertes Sozialverhalten nach SHT, sowohl in der Selbst- als auch in der Fremdeinschätzung

Einschränkungen der Emotionserkennung und im sozialen Problemlösen in der Diagnostik

Neben soziokognitiven Einschränkungen bestanden bei Herrn S. zu Beginn der ambulanten Neuropsychologischen Psychotherapie weiterhin Beeinträchtigungen im Bereich der Daueraufmerksamkeit, erfasst mit der *Testbatterie zur Aufmerksamkeitsprüfung* (TAP; Zimmermann & Fimm, 2000). Die Aufmerksamkeitsproblematik manifestierte sich im Alltag in der näheren Exploration v. a. im Sinne einer verminderten Belastbarkeit, die zur Folge hatte, dass er seine berufliche Tätigkeit bereits vor Beginn der Behandlung auf 30 h/Woche reduziert hatte. Trotzdem kam es weiterhin zu Überforderungssituationen. Die Gedächtnisleistungen, erfasst über den *Verbalen Lern- und Merkfähigkeitstest* (VLMT; Helmstaedter et al., 2001) sowie die komplexe Figur nach Rey-Osterrieth (Osterrieth, 1944) waren normwertig. Funktionen der exekutiven Handlungssteuerung (erfasst über den Test zur *Organisation und Planung eines Ausflugs* [O-P-A]; Menzel-Begemann, 2011) waren ebenfalls leicht auffällig. Herr S. und seine Frau berichteten übereinstimmend, dass sich die Schwierigkeiten im sozialen Bereich verstärkten, wenn er nach einem Arbeitstag müde oder überfordert war. Die gesamte Lebenssituation belastete Herrn S. zunehmend, woraus sich schleichend eine depressive Sympto-

Begleitend v. a. kognitive Fatigue, leichte exekutive Defizite sowie eine depressive Symptomatik

Primäres Therapieziel: Verbesserung der soziokognitiven Verarbeitung und der sozialen Kompetenzen

matik in Form niedergeschlagener Stimmung, Freudlosigkeit und sozialem Rückzug entwickelt hatte. Die Werte im *Beck Depressions-Inventar – Revidierte Fassung* (BDI-II; Beck et al., 2009) waren moderat erhöht. Herr S. brachte gemeinsam mit seiner Frau als Anliegen an die Therapie v. a. ein, dass er an seinem Sozialverhalten arbeiten wolle.

Die Ergebnisse der Eingangs- und Abschlussdiagnostik mit Fokus auf die Sozialen Kognitionen werden in Tabelle 6 gegenübergestellt.

Tabelle 6: Ergebnisse der Prä-Post Diagnostik von Herrn S. spezifisch für die soziokognitiven Maße

Testverfahren	Eingangsdiagnostik	Abschlussdiagnostik (mit Parallelversionen)
Emotion Recognition Index (ERI; Scherer & Scherer, 2011)	66,5 % korrekt	70 % korrekt
Geneva Emotion Recognition Test (GERT; Schlegel et al., 2014)	42,86 % korrekt	52,38 % korrekt
Vignettenbasierte Testbatterie zum Sozialen Problemlösen (Channon & Crawford, 2010) – Unteraufgabe zum Mentalisieren	68,75 % korrekt	85,71 % korrekt
Vignettenbasierte Testbatterie zum Sozialen Problemlösen (Channon & Crawford, 2010) – Unteraufgabe zum Generieren der besten Lösung für ein soziales Problem	80 % korrekt	90 % korrekt

Anmerkung: Die Testverfahren werden in Kapitel 4 vorgestellt. Normwerte liegen für diese bislang nicht vor.

6.2 Therapie: Elemente und Verlauf

6.2.1 Behandlung der soziokognitiven Einschränkungen

Erster Therapiebaustein: Internetgestützte Therapie mit SoKoBo

Mit Herrn S. wurde vereinbart, dass er im Rahmen der Therapie an der internetgestützten Behandlung mittels des *Programms zur Behandlung von Einschränkungen Sozialer Kognitionen und Kompetenzen* teilnehmen würde (SoKoBo, vgl. Abschnitt 5.1.4). Im häuslichen Training absolvierte Herr S. vor diesem Hintergrund an 4 bis 5 Tagen wöchentlich die internetgestützten Therapieeinheiten (30 bis 60 Minuten) in den Modulen „Emotionserkennung“, „mentale und affektive Perspektivübernahme“ sowie „Soziales Problemlösen“. Dabei wurde jedes Modul durch vier Psychoedukationseinheiten eingeleitet, im Rahmen derer u. a. Strategien zum Umgang mit Beeinträchtigungen in den jeweiligen Bereichen vermittelt wurden. Zum Beispiel wurden relevante Merkmale für die Identifikation bestimmter Emotionen anhand des Gesichtsausdrucks vermittelt oder Problemlöseschemata für das Verhalten in schwierigen sozialen Situationen eingeübt. In den nach den Psychoedukationsteilen folgenden Trainingssitzungen wurde die Anwendung des Gelernten gefestigt und anhand von Feedback verstärkt.

Integration der Arbeit mit SoKoBo in die Therapiesitzungen, Unterstützung des Alltagstransfers

Herr S. zeigte von Anfang an eine hohe Therapiemotivation und bearbeitete die Übungseinheiten in SoKoBo sehr gewissenhaft. Während der wöchentlichen Therapiesitzungen mit der Therapeutin, die im Realkontakt stattfanden, wurde Herr S. motiviert und bestärkt, das in SoKoBo gelernte Wissen auch möglichst oft direkt im Alltag anzuwenden. Entsprechend geeignete Alltagssituationen wurden thematisiert und besprochen, z. T. wurden ergänzende Rollenspiele in der Therapie durchgeführt. Im Alltag bezog Herr S. seine Ehefrau häufig ein, indem er sie beispielweise in bestimmten, für ihn schwierig einzuschätzenden Situationen fragte, welches Gefühl sie gerade erlebte und sich bei ihr rückversicherte, ob seine anhand von Mimik und Körperhaltung generierte Vorannahme diesbezüglich korrekt sei. Herr S. nutzte auch die Downloadmaterialien, die in SoKoBo zur Verfügung stehen, intensiv und führte einige der Informationsblätter (z. B. zu Problemlöseschemata) z. T. mit sich in der Hosentasche, wenn ihm schwierige Gespräche bevorstanden. Dies vermittelte ihm zusätzlich Sicherheit.

6.2.2 Behandlung weiterer Problembereiche

Neben den soziokognitiven Einschränkungen bearbeitete die Therapeutin mit Herrn S. v. a. auch seine Fatiguesymptomatik, um ihn dabei zu unterstützen, Situationen, in denen er sich zu sehr verausgabte, frühzeitig zu erkennen, früher und v. a. von ihm als erholsam erlebte Pausen einzulegen. Die erlernten Strategien des Fatiguemanagements halfen Herrn S. dabei, Überforderungsspitzen immer besser zu vermeiden. Dies führte indirekt auch dazu, dass er die neu erlernten Strategien im Umgang mit seinen soziokognitiven Beeinträchtigungen besser umsetzen konnte, was zu einer weiteren Entspannung seiner gesamten Lebenssituation führte. Gleichzeitig wurde Herr S. dazu ermutigt, seine Sozialkontakte wieder besser zu pflegen und ggf. auch situativ angepasst offener mit seinen Einschränkungen umzugehen, indem er z. B. enge Freunde darüber aufklärte. Dies wurde im Rollenspiel eingeübt. Parallel wurde in den Therapiesitzungen mittels verhaltenstherapeutischer Techniken an der Umstrukturierung dysfunktionaler Überzeugungen („Ich muss immer 100 % leisten, sonst bin ich ein Versager“), die autobiografisch verankert waren, gearbeitet, da diese im Rahmen der Situations- und Verhaltensanalysen nach dem SORKC-Schema (Situation – Organismusvariable – Reak-

Zweiter Therapiebaustein: Fatiguemanagement

Dritter Therapiebaustein: Sozialkompetente Aufklärung des Umfeldes über Einschränkungen einüben

Vierter Therapiebaustein: Kognitive Umstrukturierung dysfunktionaler Überzeugungen

tion – Kontingenzen – Konsequenzen) als Faktoren identifiziert wurden, welche die grundlegenden Probleme in Herrn S. Alltag (soziale Schwierigkeiten, verminderte Belastbarkeit) verstärkten und ihn zusätzlich unter Druck setzen. Dabei handelte es sich, wie Herr S. im Zuge zunehmender Selbstöffnung in der Therapie offenbarte, um eine lebenslang bestehende Thematik.

6.2.3 Outcome

Deskriptive Verbesserungen in den verhaltensbasierten soziokognitiven Maßen

Zum Ende der insgesamt 44 Sitzungen umfassenden Neuropsychologischen Psychotherapie zeigte sich für den schwerpunktmäßig behandelten Bereich der soziokognitiven Einschränkungen, dass Herr S. in vier von fünf deskriptiven Testmaßen zur Erfassung Sozialer Kognitionen Verbesserungen erzielen konnte (vgl. Tab. 6). Eine Beschreibung der Testparadigmen aus Tabelle 6 findet sich in Kapitel 4, jedoch liegen bislang keine Normwerte vor, sodass lediglich die deskriptiven Verbesserungen berichtet werden. Auffällig war jedoch, dass sich bei Herrn S. keine Prä-Post-Veränderungen in den eingesetzten Selbsteinschätzungs-Fragebögen der Empathiefähigkeit (deutsche Version des *Interpersonal Reactivity Index* [IRI]) und der sozialen Kompetenzen (ISK; Kanning, 2009) zeigten (im Vergleich zur Norm weiterhin im durchschnittlichen bzw. unterdurchschnittlichen Bereich liegend). Es ist möglich, dass dies mit einer generell kritischen, sich selbst unterschätzenden Haltung seiner eigenen Person gegenüber zusammenhing. Hier offenbarte sich zudem im Laufe der Therapie, dass es bereits in der Vorgeschichte eine ohne therapeutische Hilfe bewältigte, länger dauernde depressive Episode gegeben hatte, die ebenfalls von Selbstzweifeln und Versagensängsten geprägt gewesen war. Für die Annahme, dass sich die Empathiefähigkeit und die soziale Kompetenz auch in der Wahrnehmung anderer verbessert haben könnten, sprach auch die Tatsache, dass Herr S. in einem abschließenden Gespräch in Bezug auf die Therapie nun insgesamt weniger Konflikte mit seiner Frau zu erleben angab, es deutlich weniger Kritik an seinem Sozialverhalten am Arbeitsplatz gab und er auch wieder dazu in der Lage war, intensivere und ihm Freude bringende Freundschaften zu pflegen.

Keine Verbesserungen in den Maßen zur Selbsteinschätzung

Abnahme negativer Interaktionen am Arbeitsplatz und in der Ehe

Trotz bestehender (sozio-)kognitiver Defizite besserer Umgang im Alltag und subjektive Zufriedenheit mit erreichten Therapieerfolgen

Die Leistungen im Daueraufmerksamkeitstest der TAP waren weiterhin auffällig, jedoch berichtete Herr S., im Alltag früher zu merken, „wann es mit seiner Aufmerksamkeit bergab" gehe und dann auch schneller in der Lage sei, gegenzusteuern. Es passiere ihm seltener, dass er andere „anraunze", weil er schlicht und ergreifend übermüdet sei. Die Depressionswerte im BDI hatten sich von 21 auf 7 reduziert. Sowohl Herr S. als auch seine Ehefrau zeigten sich mit den erreichten Therapieerfolgen zufrieden.

6.3 Kommentar

Integrative Berück- sichtigungen aller in der Diagnostik erhobenen Faktoren, die zum Hauptproblem beitragen, ist essenziell

Der Fall von Herrn S. ist insofern typisch für andere ähnlich gelagerte Verläufe nach einer erworbenen Hirnschädigung, als dass nicht nur ein bestimmter soziokognitiver Aspekt (hier die vorliegenden Einschränkungen im Bereich der Emotionserkennung, der kognitiven und affektiven Perspektivübernahme sowie des sozialen Problemlösens) problematisch ist und therapeutisch berücksichtigt werden sollte. Zusätzlich führten auch Einschränkungen der Dauerbelastbarkeit im Aufmerksamkeitsbereich sowie dysfunktionale Überzeugungen und eine sich zunehmend akzentuierende depressive Symptomatik, die die Konflikte im sozialen Bereich verstärkten, verstärkt zu sozialer Isolation. Dies mündet häufig in einem Teufelskreis, der nur durchbrochen werden kann, wenn alle relevanten Problembereiche in der Therapie zunächst in der Diagnostik identifiziert und anschließend in der Behandlung mit dafür geeigneten Methoden adressiert werden. Außerdem illustriert das Fallbeispiel von Herrn S., wie ein internetgestütztes Therapieprogramm zu Hause in eine laufende, im Realkontakt stattfindende Neuropsychologische Psychotherapie sinnvoll integriert werden kann.

Bei Herrn S. waren die Voraussetzungen für einen insgesamt positiven Therapieverlauf sicherlich durch die hohe Therapiemotivation und gute Reflexionsfähigkeit einerseits sowie relativ geringfügig ausgeprägte kognitive Begleitdefizite andererseits insgesamt günstig.

7 Weiterführende Literaturempfehlungen

Büttner, J. & Glindemann, R. (2019). *Kognitive Kommunikationsstörungen* (Fortschritte der Neuropsychologie, Bd. 19). Göttingen: Hogrefe.

Förstl, H. (2012). *Theory of Mind: Neurobiologie und Psychologie sozialen Verhaltens* (2., überarb. u. aktual. Aufl.). Heidelberg: Springer. https://doi.org/10.1007/978-3-642-24916-7

Müller, S.V. (2013). *Störungen der Exekutivfunktionen* (Fortschritte der Neuropsychologie, Bd. 13). Göttingen: Hogrefe.

Thöne-Otto, A., Schellhorn, A. & Wenz, C. (2018). *Persönlichkeits- und Verhaltensstörungen nach Hirnschädigung* (Fortschritte der Neuropsychologie, Bd. 18). Göttingen: Hogrefe.

8 Literatur

Aben, H.P., Visser-Meily, J.M., Biessels, G.J., de Kort, P.L. & Spikman, J.M. (2020). High occurrence of impaired emotion recognition after ischemic stroke. *European Stroke Journal, 5*(3), 262–270. https://doi.org/10.1177/2396987320918132

Adams, A.G., Henry, J.D., Molenberghs, P., Robinson, G.A., Nott, Z. & Hippel, W. von (2020). The relationship between social cognitive difficulties in the acute stages of stroke and later functional outcomes. *Social Neuroscience, 15*(2), 158–169. https://doi.org/10.1080/17470919.2019.1668845

Adolphs, R. (2001). The neurobiology of social cognition. *Current Opinion in Neurobiology, 11*(2), 231–239. https://doi.org/10.1016/S0959-4388(00)00202-6

Adolphs, R. (2009). The Social Brain: Neural basis of social knowledge. *Annual Review of Psychology, 60,* 693–716. https://doi.org/10.1146/annurev.psych.60.110707.163514

Agius, J. & Levey, S. (2019). Humour and autism spectrum disorders. *Malta Journal of Health Sciences, 6*(1), 22–28. https://www.um.edu.mt/library/oar/handle/123456789/45461

Alonso-Recio, L., Carvajal, F., Merino, C. & Serrano, J.M. (2021). Social cognition and cognitive decline in patients with Parkinson's disease. *Journal of the International Neuropsychological Society: JINS, 27*(7), 744–755. https://doi.org/10.1017/S1355617720001204

Altschuler, M.R., Trevisan, D.A., Wolf, J.M., Naples, J., Foss-Feig, J.H., Srihari, V.H. & Partland, J.C. (2021). Face perception predicts affective Theory of Mind in autism spectrum disorder but not schizophrenia or typical development. *Journal of Abnormal Psychology, 130*(4), 413–422. https://doi.org/10.1037/abn0000621

American Psychiatric Association (APA). (2018). *Diagnostisches und Statistisches Manual Psychischer Störungen – DSM-5* (Deutsche Ausgabe herausgegeben von Peter Falkai und Hans-Ulrich Wittchen, mitherausgegeben von Manfred Döpfner et al., 2., korrig. Aufl.). Göttingen: Hogrefe.

American Psychiatric Association (APA). (2020). *Diagnostische Kriterien DSM-5* (Deutsche Ausgabe herausgegeben von Peter Falkai und Hans-Ulrich Wittchen, mitherausgegeben von Manfred Döpfner et al., 2., korrig. Aufl.). Göttingen: Hogrefe. https://doi.org/10.1026/03102-000

Arafat, D. & Thoma, P. (2023). Impairments of sociocognitive functions in individuals with behavioral addictions: A review article. *Journal of Gambling Studies.* [Epub ahead of print.] https://doi.org/10.1007/s10899-023-10227-w

Babbage, D.R., Yim, J., Zupan, B., Neumann, D., Tomita, M.R. & Willer, B. (2011). Meta-analysis of facial affect recognition difficulties after traumatic brain injury. *Neuropsychology, 25*(3), 277–285. https://doi.org/10.1037/a0021908

Bagby, R.M., Parker, J.D.A. & Taylor, G.J. (1994). The twenty-item Toronto Alexithymia scale – I. Item selection and cross-validation of the factor structure. *Journal of Psychosomatic Research, 38*(1), 23–32.

Baksh, R.A., Abrahams, S., Auyeung, B. & MacPherson, S.E. (2018). The Edinburgh Social Cognition Test (ESCoT): Examining the effects of age on a new measure of theory of mind and social norm understanding. *PLOS ONE, 13*(4), e0195818. https://doi.org/10.1371/journal.pone.0195818

Baron-Cohen, S., Golan, O., Chakrabarti, B. & Belmonte, M.K. (2006). Autism spectrum conditions. *Social Cognition and Developmental Psychopathology.* Oxford: Oxford University Press.

Baron-Cohen, S. & Wheelwright, S. (2004). The empathy quotient: An investigation of adults with Asperger syndrome or high functioning autism, and normal sex differences. *Journal of Autism and Developmental Disorders, 34*(2), 163–175. https://doi.org/10.1023/B:JADD.0000022607.19833.00

Baron-Cohen, S., Wheelwright, S., Hill, J., Raste, Y. & Plumb, I. (2001). The „Reading the Mind in the Eyes" Test revised version: A study with normal adults, and adults with Asperger syndrome or high-functioning autism. *Journal of Child Psychology and Psychiatry, 42*(2), 241–251. https://doi.org/10.1111/1469-7610.00715

Baum, G.L., Flournoy, J.C., Glasser, M.F., Harms, M.P., Mair, P., Sanders, A.F.P. et al. (2022). Graded variation in T1w/T2w ratio during adolescence measurement, caveats, and implications for development of cortical myelin. *Journal of Neuroscience, 42*(29), 5681–5694. https://doi.org/10.1523/JNEUROSCI.2380-21.2022

Beauchamp, M.H., Dooley, J.J. & Anderson, V. (2013). A preliminary investigation of moral reasoning and empathy after traumatic brain injury in adolescents. *Brain Injury, 27*(7–8), 896–902. https://doi.org/10.3109/02699052.2013.775486

Beaudoin, C. & Beauchamp, M.H. (2020). Chapter 21 – Social cognition. In A. Gallagher, C. Bulteau, D. Cohen & J.L. Michaud (Eds.), *Handbook of Clinical Neurology* (Vol. 173, pp. 255–264). San Diego, CA: Elsevier.

Beck, A., Steer, R.-A. & Brown, G. (2009). *Beck-Depressions-Inventar Revision* (Deutsche Bearbeitung von M. Hautzinger, F. Keller & C. Kühner; 2. Aufl.). Frankfurt a. M.: Pearson Assessment.

Bekkali, S., Youssef, G.J., Donaldson, P.H., Albein-Urios, N., Hyde, C. & Enticott, P.G. (2021). Is the putative mirror neuron system associated with empathy? A systematic review and meta-analysis. *Neuropsychology Review, 31*(1), 14–57. https://doi.org/10.1007/s11065-020-09452-6

Benussi, A., Alberici, A., Samra, K., Russell, L.L., Greaves, C.V., Bocchetta, M. et al. (2022). Conceptual framework for the definition of preclinical and prodromal frontotemporal dementia. *Alzheimer's & Dementia, 18*(7), 1408–1423. https://doi.org/10.1002/alz.12485

Berger, I., Werdermann, M., Bornstein, S.R. & Steenblock, C. (2019). The adrenal gland in stress – adaptation on a cellular level. *Journal of Steroid Biochemistry and Molecular Biology, 190,* 198–206. https://doi.org/10.1016/j.jsbmb.2019.04.006

Berking, M. (2017). *Training emotionaler Kompetenzen* (4. Aufl.). Berlin: Springer. https://doi.org/10.1007/978-3-662-54273-6

Bernhardt, B.C. & Singer, T. (2012). The neural basis of empathy. *Annual review of neuroscience, 35,* 1–23. https://doi.org/10.1146/annurev-neuro-062111-150536

Bi, X., Cui, H. & Ma, Y. (2023). Hyperscanning studies on interbrain synchrony and child development: A narrative review. *Neuroscience, 530,* 38–45. https://doi.org/10.1016/j.neuroscience.2023.08.035

Binoy, S., Woody, R., Ivry, R.B., & Saban, W. (2023). Feasibility and Efficacy of Online Neuropsychological Assessment. *Sensors (Basel, Switzerland), 23*(11), 5160. https://doi.org/10.3390/s23115160

Bivona, U., Formisano, R., De Laurentiis, S., Accetta, N., Rita Di Cosimo, M., Massicci, R. et al. (2015). Theory of mind impairment after severe traumatic brain injury and its relationship with caregivers' quality of life. *Restorative Neurology and Neuroscience, 33*(3), 335–345. https://doi.org/10.3233/RNN-140484

Bonfils, K.A., Ventura, J., Subtonik, K.L. & Nuechterlein, K.H. (2019). Affective prosody and facial emotion recognition in first-episode schizophrenia: Associations with functioning & symptoms. *Schizophrenia Research, 18,* 1–6.

Bora, E. & Meletti, S. (2016). Social cognition in temporal lobe epilepsy: A systematic review and meta-analysis. *Epilepsy & Behavior, 60,* 50–57. https://doi.org/10.1016/j.yebeh.2016.04.024

Bornhofen, C. & McDonald, S. (2008). Emotion perception deficits following traumatic brain injury: a review of the evidence and rationale for intervention. *Journal of the International Neuropsychological Society : JINS, 14*(4), 511–525. https://doi.org/10.1017/S1355617708080703

Bosco, F.M., Tirassa, M. & Gabbatore, I. (2018). Why pragmatics and Theory of Mind do not (completely) overlap. *Frontiers in Psychology, 9*(1453), 1–7.

Bradford, E.E.F., Jentzsch, I. & Gomez, J.-C. (2015). From self to social cognition: Theory of Mind mechanisms and their relation to Executive Functioning. *Cognition, 138,* 21–34. https://doi.org/10.1016/j.cognition.2015.02.001

Brassel, S., Power, E., Campbell, A., Brunner, M. & Togher, L. (2021). Recommendations for the design and implementation of virtual reality for acquired brain injury rehabilitation: systematic review. *Journal of Medical Internet Research, 23*(7), e26344. https://doi.org/10.2196/26344

Brüne, M. (2001). Social cognition and psychopathology in an evolutionary perspective: Current status and proposals for research. *Psychopathology, 34*(2), 85–94. https://doi.org/10.1159/000049286

Buunk, A.M., Spikman, J.M., Veenstra, W.S., van Laar, P.J., Metzemaekers, J.D.M., van Dijk, J.M.C. et al. (2017). Social cognition impairments after aneurysmal subarachnoid haemorrhage: Associations with deficits in interpersonal behaviour, apathy, and impaired self-awareness. *Neuropsychologia, 103,* 131–139. https://doi.org/10.1016/j.neuropsychologia.2017.07.015

Carlson, S.M., Koenig, M.A. & Harms, M.B. (2013). Theory of Mind. *Wiley Interdisciplinary Review, 4*(4), 391–402. https://doi.org/10.1002/wcs.1232

Cassel, A., McDonald, S., Kelly, M. & Togher, L. (2019). Learning from the minds of others: A review of social cognition treatments and their relevance to traumatic brain injury. *Neuropsychological Rehabilitation, 29*(1), 22–55. https://doi.org/10.1080/09602011.2016.1257435

Cassiers, L.L.M., Niemegeers, P., Fransen, E., Morrens, M., De Boer, P., Nueten, L.V. et al. (2019). Neuroendocrine and inflammatory effects of childhood trauma following psychosocial and inflammatory stress in women with remitted major depressive disorder. *Brain Sciences, 9*(12), 375. https://doi.org/10.3390/brainsci9120375

Cavallo, M., Sergi, A. & Pagani, M. (2022). Cognitive and social cognition deficits in Huntington's disease differ between the prodromal and the manifest stages of the condition: A scoping review of recent evidence. *British Journal of Clinical Psychology, 61*(2), 214–241. https://doi.org/10.1111/bjc.12337

Cecere, R., Bertini, C., Maier, M.E. & Làvadas, E. (2014). Unseen fearful faces influence face encoding: Evidence from ERPs in hemianopic patients. *Journal of Cognitive Neuroscience, 26*(11), 2564–2577. https://doi.org/10.1162/jocn_a_00671

Channon, S. & Crawford, S. (2010). Mentalising and social problem-solving after brain injury. *Neuropsychological Rehabilitation, 20*(5), 739–759. https://doi.org/10.1080/09602011003794583

Corbett, B.A., Schwartzman, J.M., Libsack, E.J., Muscatello, R.A., Lerner, M.D., Simmons, G.L. et al. (2020). Camouflaging in autism: Examining sex-based and compensatory models in social cognition and communication. *Autism Research, 14*(1), 127–142. https://doi.org/10.1002/aur.2440

Corrigan, N.M., Yarnykh, V.L., Hippe, D.S., Owen, J.P., Huber, E., Zhao, T.C. et al. (2021). Myelin development in cerebral gray and white matter during adolescence and late childhood. *NeuroImage, 227,* 117678. https://doi.org/10.1016/j.neuroimage.2020.117678

Cotelli, M., Manenti, R., Brambilla, M., Gobbi, E., Ferrari, C., Binetti, G. et al. (2019). Cognitive telerehabilitation in mild cognitive impairment, Alzheimer's disease and frontotemporal dementia: A systematic review. *Journal of Telemedicine and Telecare, 25*(2), 67–79.

Cotter, J., Firth, J., Enzinger, C., Kontopantelis, E., Yung, A.R., Elliott, R. et al. (2016). Social cognition in multiple sclerosis. *Neurology, 87*(16), 1727. https://doi.org/10.1212/WNL.0000000000003236

Cotter, J., Granger, K., Backx, R., Hobbs, M., Looi, C.Y. & Barnett, J.H. (2018). Social cognitive dysfunction as a clinical marker: A systematic review of meta-analyses across 30 clinical conditions. *Neuroscience & Biobehavioral Reviews, 84,* 92–99. https://doi.org/10.1016/j.neubiorev.2017.11.014

Couette, M., Mouchabac, S., Adrien, V., Cagnone, V., Bourla, A. & Ferreri, F. (2022). Functional neuro-anatomy of social cognition in posttraumatic stress disorder: A systematic review. *Psychiatry Research, 315,* 114729. https://doi.org/10.1016/j.psychres.2022.114729

Couette, M., Mouchabac, S., Bourla, A., Nuss, P. & Ferreri, F. (2020). Social cognition in post-traumatic stress disorder: A systematic review. *British Journal of Clinical Psychology, 59*(2), 117–138. https://doi.org/10.1111/bjc.12238

Cusi, A.M., Nazarov, A., Holshausen, K., Macqueen, G.M. & McKinnon, M.C. (2012). Systematic review of the neural basis of social cognition in patients with mood disorders. *Journal of Psychiatry & Neuroscience: JPN, 37*(3), 154–169. https://doi.org/10.1503/jpn.100179

d'Arma, A., Isernia, S., Di Tella, S., Rovaris, M., Valle, A., Baglio, F. et al. (2021). Social cognition training for enhancing affective and cognitive theory of mind in schizophrenia: A systematic review and a meta-analysis. *Journal of Psychology, 155*(1), 26–58. https://doi.org/10.1080/00223980.2020.1818671

Datta, D. & Arnsten, A.F.T. (2019). Loss of prefrontal cortical higher cognition with uncontrollable stress: Molecular mechanisms, changes with age, and relevance to treatment. *Brain Sciences, 9*(5), 113. https://doi.org/10.3390/brainsci9050113

Davis, M. (1980). A multidimensional approach to individual differences in empathy. *JSAS Catalog of Selected Documents in Psychology, 10,* 85. Retrieved from https://www.uv.es/~friasnav/Davis_1980.pdf

Dawans, B. von, Strojny, J. & Domes, G. (2021). The effects of acute stress and stress hormones on social cognition and behavior: Current state of research and future directions. *Neuroscience & Biobehavioral Reviews, 121,* 75–88. https://doi.org/10.1016/j.neubiorev.2020.11.026

Deamer, F., Palmer, E., Vuong, Q.C., Ferrier, N., Finkelmeyer, A., Hinzen, W. & Watson, S. (2019). *Schizophrenia Research: Opinion, 18,* 1–8. https://doi.org/10.1016/j.scog.2019.100159

Del Prete, E., Turcano, P., Unti, E., Palermo, G., Pagni, C., Frosini, D. et al. (2020). Theory of mind in Parkinson's disease: evidences in drug-naïve patients and longitudinal effects of dopaminergic therapy. *Neurological Sciences, 41*(10), 2761–2766. https://doi.org/10.1007/s10072-020-04374-w

Derntl, B. & Habel, U. (2011). Deficits in social cognition: a marker for psychiatric disorders? *European Archives of Psychiatry and Clinical Neuroscience, 261*(2), 145. https://doi.org/10.1007/s00406-011-0244-0

Desmarais, P., Lanctôt, K. L., Masellis, M., Black, S. E. & Herrmann, N. (2018). Social inappropriateness in neurodegenerative disorders. *International Psychogeriatrics, 30*(2), 197–207. https://doi.org/10.1017/S1041610217001260

Deuschl, G., Beghi, E., Fazekas, F., Varga, T., Christoforidi, K. A., Sipido, E. et al. (2020). The burden of neurological diseases in Europe: an analysis for the Global Burden of Disease Study 2017. *Lancet Public Health, 5*(10), e551–e567. https://doi.org/10.1016/S2468-2667(20)30190-0

Deutsch, R. & Roth, J. (2023). Soziale Kognition. In J. Ullrich, W. Stroebe & M. Hewstone (Hrsg.), *Sozialpsychologie* (S. 111–146). Berlin: Springer.

Deutsche Gesellschaft für Neurologie. (2016). *Demenzen.* Leitlinien für Diagnostik und Therapie in der Neurologie. AWMF-Registernummer: 038/013.

De Sousa, A., McDonald, S., Rushby, J., Li, S., Dimoska, A. & James, C. (2011). Understanding deficits in empathy after traumatic brain injury: The role of affective responsivity. *Cortex, 47*(5), 526–535. https://doi.org/10.1016/j.cortex.2010.02.004

de Souza, M. F. D., Cardoso, M. G. F., Vieira, É. L. M., Rocha, N. P., Vieira, T. H. F. E., Pessoa, A. E. et al. (2021). Clinical correlates of social cognition after an ischemic stroke: preliminary findings. *Dementia & Neuropsychologia, 15,* 223–229. https://doi.org/10.1590/1980-57642021dn15-020010

de Vignemont, F. & Singer, T. (2006). The empathic brain: how, when and why? *Trends in Cognitive Sciences, 10*(10), 435–441. https://doi.org/10.1016/j.tics.2006.08.008

Di Tella, M., Adenzato, M., Catmur, C., Miti, F., Castelli, L. & Ardito, R. B. (2020). The role of alexithymia in social cognition: Evidence from a non-clinical population. *Journal of Affective Disorders, 273,* 482–492. https://doi.org/10.1016/j.jad.2020.05.012

Dimberg, U. & Thunberg, M. (2012). Empathy, emotional contagion, and rapid facial reactions to angry and happy facial expressions. *PsyCh Journal, 1*(2), 118–127. https://doi.org/10.1002/pchj.4

Ding, H. & Zhang, Y. (2023). Speech prosody in mental disorders. *Annual Review of Linguistics, 9,* 335–355. https://doi.org/10.1146/annurev-linguistics-030421-065139

Döllinger, L., Högman, L. B., Laukka, P., Bänziger, T., Makower, I., Fischer, H. et al. (2023). Trainee psychotherapists' emotion recognition accuracy improves after training: emotion recognition training as a tool for psychotherapy education. *Frontiers in Psychology, 14,* 1188634. https://doi.org/10.3389/fpsyg.2023.1188634

Domes, G., Kumbier, E., Herpertz-Dahlmann, B., & Herpertz, S. C. (2008). Autismus und soziale Kognition. Eine Übersicht funktioneller Bildgebungsstudien [Social cognition in autism. A survey of functional imaging studies]. *Der Nervenarzt, 79*(3), 261–274. https://doi.org/10.1007/s00115-008-2409-2

Douglas, J. M. & Spellacy, F. J. (2000). Correlates of depression in adults with severe traumatic brain injury and their carers. *Brain injury, 14*(1), 71–88. https://doi.org/10.1080/026990500120943

Drimalla, H., Landwehr, N., Hess, U. & Dziobek, I. (2019). From face to face: the contribution of facial mimicry to cognitive and emotional empathy. *Cognition and Emotion, 33*(8), 1672–1686. https://doi.org/10.1080/02699931.2019.1596068

Duclos, H., Bejanin, A., Eustache, F., Desgranges, B. & Laisney, M. (2018). Role of context in affective theory of mind in Alzheimer's disease. *Neuropsychologia, 119,* 363–372. https://doi.org/10.1016/j.neuropsychologia.2018.08.025

Dunbar, R. I. M. (2009). The social brain hypothesis and its implications for social evolution. *Annals of Human Biology, 36*(5), 562–572. https://doi.org/10.1080/03014460902960289

Dunn, A.J. & Swiergiel, A.H. (2008). The role of corticotropin-releasing factor and noradrenaline in stress-related responses, and the inter-relationships between the two systems. *Stress Hormone Actions in Brain, in Health and Disease, 583*(2), 186–193. https://doi.org/10.1016/j.ejphar.2007.11.069

Dziobek, I., Rogers, K., Fleck, S., Bahnemann, M., Heekeren, H.R., Wolf, O.T. et al. (2008). Dissociation of cognitive and emotional empathy in adults with Asperger syndrome using the Multifaceted Empathy Test (MET). *Journal of Autism and Developmental Disorders, 38*(3), 464–473. https://doi.org/10.1037/t54435-000

D'Zurilla, T.J. & Nezu, A.M. (1999). *Problem-solving therapy: A social competence approach to clinical intervention.* New York: Springer Publishing Company.

Ebert, A. & Brüne, M. (2018). Oxytocin and social cognition. In R. Hurlemann & V. Grinevich (Eds.), *Behavioral Pharmacology of Neuropeptides: Oxytocin* (pp. 375–388). Cham, CH: Springer International Publishing.

Eddy, C.M. & Rickards, H.E. (2015). Theory of mind can be impaired prior to motor onset in Huntington's disease. *Neuropsychology, 29*(5), 792–798. https://doi.org/10.1037/neu0000190

Eisenbarth, H. & Alpers, G.W. (2011). Happy mouth and sad eyes: Scanning emotional facial expressions. *Emotion, 11*(4), 860–865. https://doi.org/10.1037/a0022758

Ekman, P., Sorenson, E.R. & Friesen, W.V. (1969). Pan-cultural elements in facial displays of emotion. *Science, 164*(3875), 86–88.

Engen, H.G. & Singer, T. (2013). Empathy circuits. *Macrocircuits, 23*(2), 275–282. https://doi.org/10.1016/j.conb.2012.11.003

Erdozain, A.M. & Peñagarikano, O. (2020). Oxytocin as treatment for social cognition, not there yet. *Frontiers in Psychiatry, 10,* 930. https://doi.org/10.3389/fpsyt.2019.00930

Eslinger, P.J. & Long, M. (2016). Biopsychosocial influences that promote and impede social brain maturation. *Journal of Infant, Child, and Adolescent Psychotherapy, 15*(3), 179–187. https://doi.org/10.1080/15289168.2016.1214449

Fiske, S.T., Cuddy, A.J.C. & Glick, P. (2007). Universal dimensions of social cognition: warmth and competence. *Trends in Cognitive Sciences, 11*(2), 77–83. https://doi.org/10.1016/j.tics.2006.11.005

Fonagy, P., Gergely, G. & Jurist, E.L. (2004). *Affect regulation, mentalization, and the development of the self.* London: Routledge.

Gabbatore, I., Sacco, K., Angeleri, R., Zettin, M., Bara, B.G. & Bosco, F.M. (2015). Cognitive pragmatic treatment: A rehabilitative program for traumatic brain injury individuals. *Journal of Head Trauma Rehabilitation, 30*(5), E14–28. https://doi.org/10.1097/HTR.0000000000000087

Gauggel, S. (2016). *Störungen der Krankheitseinsicht* (Fortschritte der Neuropsychologie, Bd. 17). Göttingen: Hogrefe. https://doi.org/10.1026/02656-000

Gauggel, S., Deckersbach, T. & Rolko, C. (1998). Entwicklung und erste Evaluation einer Skala zur Beurteilung von Handlungs-, Planungs- und Problemlösestörungen hirngeschädigter Patienten. *Zeitschrift für Neuropsychologie, 9,* 3–17.

Genova, H.M., Lancaster, K., Lengenfelder, J., Bober, C.P., DeLuca, J. & Chiaravalloti, N.D. (2020). Relationship between social cognition and fatigue, depressive symptoms, and anxiety in multiple sclerosis. *Journal of Neuropsychology, 14*(2), 213–225. https://doi.org/10.1111/jnp.12185

Goebel, S., Mehdorn, H.M. & Wiesner, C.D. (2018). Social cognition in patients with intracranial tumors: do we forget something in the routine neuropsychological examina-

tion? *Journal of Neuro-Oncology, 140*(3), 687–696. https://doi.org/10.1007/s11060-018-3000-8
Gossink, F., Schouws, S., Krudop, W., Scheltens, P., Stek, M., Pijnenburg, Y. et al. (2018). Social cognition differentiates behavioral variant frontotemporal dementia from other neurodegenerative diseases and psychiatric disorders. *American Journal of Geriatric Psychiatry, 26*(5), 569–579. https://doi.org/10.1016/j.jagp.2017.12.008
Goverover, Y., Genova, H., Smith, A., Chiaravalloti, N. & Lengenfelder, J. (2017). Changes in activity participation following traumatic brain injury. *Neuropsychological Rehabilitation, 27,* 472–485. https://doi.org/10.1080/09602011.2016.1168746
Graf, A. (2003). Psychometrische Überprüfung einer deutschsprachigen Übersetzung des SPSI-R. *Zeitschrift für Differentielle und Diagnostische Psychologie, 24*(4), 277–291. https://doi.org/10.1024/0170-1789.24.4.277
Grosse Wiesmann, C., Friederici, A. D., Singer, T. & Steinbeis, N. (2020). Two systems for thinking about other's thoughts in the developing brain. *Proceedings of the National Academy of Sciences of the United States of America (PNAS), 117*(12), 6928–6935.
Haime, Z., Watson, A. J., Crellin, N., Marston, L., Joyce, E. & Moncrieff, J. (2021). A systematic review of the effects of psychiatric medications on social cognition. *BMC Psychiatry, 21*(1), 597. https://doi.org/10.1186/s12888-021-03545-z
Hatfield, E., Cacioppo, J. T. & Rapson, R. L. (1993). Emotional contagion. *Current Directions in Psychological Science, 2*(3), 69–100. https://doi.org/10.1111/1467-8721.ep10770953
Haxby, J. V., Gobbini, M. I., Furey, M. L., Ishai, A., Schouten, J. L. & Pietrini, P. (2001). Distributed and overlapping representations of faces and objects in ventral temporal cortex. *Science, 293*(5539), 2425–2430.
Hein, T. C., Goetschius, L. G., McLoyd, V. C., Brooks-Gunn, J., McLanahan, S. S., Mitchell, C. et al. (2020). Childhood violence exposure and social deprivation are linked to adolescent threat and reward neural function. *Social Cognitive and Affective Neuroscience, 15*(11), 1252–1259. https://doi.org/10.1093/scan/nsaa144
Heleniak, C. & McLaughlin, K. A. (2020). Social-cognitive mechanisms in the cycle of violence: Cognitive and affective theory of mind, and externalizing psychopathology in children and adolescents. *Development and Psychopathology, 32*(2), 735–750. https://doi.org/10.1017/S0954579419000725
Helmstaedter, C., Lendt, M. & Lux, S. (2001). *VLMT. Verbaler Lern- und Merkfähigkeitstest.* Göttingen: Beltz Test.
Henry, J. D., Hippel, W. von, Molenberghs, P., Lee, T. & Sachdev, P. S. (2016). Clinical assessment of social cognitive function in neurological disorders. *Nature Reviews Neurology, 12*(1), 28–39. https://doi.org/10.1038/nrneurol.2015.229
Himichi, T. & Ohtsubo, Y. (2020). An inverted U-shaped relationship between heart rate deceleration and empathic emotions. *Biological Psychology, 150,* 107828. https://doi.org/10.1016/j.biopsycho.2019.107828
Hinsch, R. & Pfingsten, U. (2023). *Gruppentraining sozialer Kompetenzen GSK: Grundlagen, Durchführung, Anwendungsbeispiele* (7., vollst. überarb. Aufl.). Weinheim: Beltz.
Hobbs, C., Murphy, S. E., Wright, L., Carson, J., Assche, I. V., O'Brien, J. et al. (2020). Effect of acute citalopram on self-referential emotional processing and social cognition in healthy volunteers. *BJPsych Open, 6*(6), e124. https://doi.org/10.1192/bjo.2020.107
Hofmann, S. G., Doan, S. N., Sprung, M., Wilson, A., Ebesutani, C., Andrews, L. A. et al. (2016). Training children's theory-of-mind: A meta-analysis of controlled studies. *Cognition, 150,* 200–212. https://doi.org/10.1016/j.cognition.2016.01.006

Hollocks, M.J., Jones, C.R.G., Pickles, A., Baird, G., Happé, F., Charman, T. et al. (2014). The association between social cognition and executive functioning and symptoms of anxiety and depression in adolescents with autism spectrum disorders. *Autism Research, 7*(2), 216–228. https://doi.org/10.1002/aur.1361

Imperatori, C., Della Marca, G., Amoroso, N., Maestoso, G., Valenti, E.M., Massullo, C. et al. (2017). Alpha/theta neurofeedback increases mentalization and default mode network connectivity in a non-clinical sample. *Brain Topography, 30*(6), 822–831. https://doi.org/10.1007/s10548-017-0593-8

Iovino, M., Messana, T., Tortora, A., Giusti, C., Lisco, G., Giagulli, A.V. et al. (2021). Oxytocin signaling pathway: From cell biology to clinical implications. *Endocrine, Metabolic & Immune Disorders-Drug Targets, 21*(1), 91–110.

Jack, R.E., Garrod, O.G.B., Yu, H., Caldara, R. & Schyns, P.G. (2012). Facial expressions of emotion are not culturally universal. *Proceedings of the National Academy of Sciences, 109*(19), 7241–7244. https://doi.org/10.1073/pnas.1200155109

Jahn, T. & Werheid, K. (2015). *Demenzen* (Fortschritte der Neuropsychologie, Bd. 15). Göttingen: Hogrefe.

Jarsch, M., Bartsch, K., Berres, M., Ryf, I., Jurisic, K., Sluka, C. et al. (2022). The Basel Version of the Awareness of Social Inference Test-Emotion Recognition (BASIT-ER): Preliminary validation analyses in healthy adults. *Neuropsychology, 36*(2), 175–184. https://doi.org/10.1037/neu0000786

Jarsch, M., Piguet, O., Berres, M., Sluka, C., Semenkova, A., Kressig, R.W. et al. (2023). Development of the Basel Version of the Awareness of Social Inference Test – Theory of Mind (BASIT-ToM) in healthy adults. *Journal of Neuropsychology, 17*(1), 125–145. https://doi.org/10.1111/jnp.12290

Kafetsios, K. & Hess, U. (2019). Seeing mixed emotions: Alexithymia, emotion perception bias, and quality in dyadic interactions. *Personality and Individual Differences, 137,* 80–85. https://doi.org/10.1016/j.paid.2018.08.014

Kang, J., Derva, D., Kwon, D.-Y. & Wallraven, C. (2019). Voluntary and spontaneous facial mimicry toward other's emotional expression in patients with Parkinson's disease. *PLOS ONE, 14*(4), e0214957. https://doi.org/10.1371/journal.pone.0214957

Kanning, U.P. (2009). *Inventar sozialer Kompetenzen (ISK)*. Göttingen: Hogrefe.

Kanske, P., Böckler, A. & Singer, T. (2017). Models, Mechanisms and Moderators Dissociating Empathy and Theory of Mind. *Current topics in behavioral neurosciences, 30,* 193–206. https://doi.org/10.1007/7854_2015_412

Kanske, P. & Murray, R.J. (2019). Understanding others: The neurobiology of social cognition. *Cortex, 121,* A1–A2. https://doi.org/10.1016/j.cortex.2019.11.003

Karabatsiakis, A., de Punder, K., Doyen-Waldecker, C., Ramo-Fernández, L., Krause, S., Gumpp, A.M. et al. (2022). Reactivity of the oxytocinergic and neuroendocrine system following the adult attachment projective picture system in men of recent fatherhood: Results from an exploratory pilot study with a cross-sectional design. *Brain Sciences, 12*(10), 1314. https://doi.org/10.3390/brainsci12101314

Kelly, M., McDonald, S. & Frith, M.H.J. (2017). A survey of clinicians working in brain injury rehabilitation: Are social cognition impairments on the radar? *Journal of Head Trauma Rehabilitation, 32*(4), E55-E65. https://doi.org/10.1097/HTR.0000000000000269

Kelly, S.D., Özyürek, A. & Maris, E. (2010). Two sides of the same coin: Speech and gesture mutually interact to enhance comprehension. *Psychological Science, 21*(2), 260–267. https://doi.org/10.1177/0956797609357327

Kessels, R. P. C., Waanders-Oude Elferink, M. & van Tilborg, I. (2021). Social cognition and social functioning in patients with amnestic mild cognitive impairment or Alzheimer's dementia. *Journal of Neuropsychology, 15*(2), 186–203. https://doi.org/10.1111/jnp.12223

Keysers, C., Wicker, B., Gazzola, V., Anton, J. L., Fogassi, L. & Gallese, V. (2004). A touching sight: SII/PV activation during the observation and experience of touch. *Neuron, 42*(2), 335–346. https://doi.org/10.1016/S0896-6273(04)00156-4

Kiese-Himmel, C. (2016). *Körperinstrument Stimme. Grundlage, psychologische Bedeutung, Störung.* Berlin: Springer. https://doi.org/10.1007/978-3-662-49648-0

Kilford, E. J., Garrett, E. & Blakemore, S.-J. (2016). The development of social cognition in adolescence: An integrated perspective. *Adolescent Brain, 70,* 106–120. https://doi.org/10.1016/j.neubiorev.2016.08.016

Kirilina, E., Helbling, S., Morawski, M., Pine, K. & Weiskopf, N. (2020). Superficial white matter imaging: Contrast mechanisms and whole-brain in vivo mapping. *Science Advances, 6*(41), eaaz9281. https://doi.org/10.1126/sciadv.aaz9281

Klonoff, P. S. (2010). *Psychotherapy after brain injury. Principles and techniques.* New York: Guilford Press.

Klyce, D. W., Merced, K., Erickson, A., Neumann, D. M., Hammond, F. M., Sander, A. M. et al. (2023). Perceived care partner burden at 1-year post-injury and associations with emotional awareness, functioning, and empathy after TBI: A TBI model systems study. *NeuroRehabilitation, 52*(1), 59–69. https://doi.org/10.3233/NRE-220128

Kolk, A., Saard, M., Roštšinskaja, A., Sepp, K. & Kööp, C. (2023). Power of combined modern technology: Multitouch-multiuser tabletops and virtual reality platforms (PowerVR) in social communication skills training for children with neurological disorders: A pilot study. *Applied Neuropsychology: Child, 12*(3), 187–196. https://doi.org/10.1080/21622965.2022.2066532

Kovacs, M. & Goldston, D. (1991). Cognitive and social cognitive development of depressed children and adolescents. *Journal of the American Academy of Child & Adolescent Psychiatry, 30*(3), 388–392. https://doi.org/10.1097/00004583-199105000-00006

Krause, F. C., Linardatos, E., Fresco, D. M. & Moore, M. T. (2021). Facial emotion recognition in major depressive disorder: A meta-analytic review. *Journal of Affective Disorders, 293,* 320–328. https://doi.org/10.1016/j.jad.2021.06.053

Kuhn, C. (2018). *Ratgeber Schlaganfall, Schädelhirntrauma und MS. Das Leben mit neurologischer Erkrankung gestalten.* Berlin: Springer. https://doi.org/10.1007/978-3-662-57322-8

Lamm, C., Decety, J. & Singer, T. (2011). Meta-analytic evidence for common and distinct neural networks associated with directly experienced pain and empathy for pain. *NeuroImage, 54*(3), 2492–2502. https://doi.org/10.1016/j.neuroimage.2010.10.014

Langner, O., Dotsch, R., Bijlstra, G., Wigboldus, D. H. J., Hawk, S. T. & van Knippenberg, A. (2010). Presentation and validation of the Radboud Faces Database. *Cognition and Emotion, 24*(8), 1377–1388. https://doi.org/10.1080/02699930903485076

Li, C.-Y., Waid-Ebbs, J., Velozo, C. A. & Heaton, S. C. (2016). Factor structure and item level psychometrics of the Social Problem Solving Inventory – Revised: Short Form in traumatic brain injury. *Neuropsychological Rehabilitation, 26*(3), 446–463. https://doi.org/10.1080/09602011.2015.1044458

Lichtenstein, M. L., Stewart, P. V., Kirchner, H. L., Finney, G. & Feldman, H. H. (2023). Exploring social cognition tests to differentiate frontotemporal dementia from depression: A two-step pilot study. *Alzheimer Disease & Associated Disorders, 37*(2), 145–148. https://doi.org/10.1097/WAD.0000000000000526

Lin, X., Zhang, X., Liu, Q., Zhao, P., Zhang, H., Wang, H. et al. (2021). Theory of mind in adults with traumatic brain injury: A meta-analysis. *Neuroscience & Biobehavioral Reviews, 121,* 106–118. https://doi.org/10.1016/j.neubiorev.2020.12.010

Lohaus, T., Reckelkamm, S. & Thoma, P. (2024). Treating social cognition impairment with the online therapy 'SoCoBo': A randomized controlled trial including traumatic brain injury patients. *PLOS ONE, 19*(1), e0294767. https://doi.org/10.1371/journal.pone.0294767

Lohaus, T., Rogalla, S. & Thoma, P. (2023). Use of technologies in the therapy of social cognition deficits in neurological and mental diseases: A systematic review. *Telemedicine and e-Health, 29*(3), 331–351. https://doi.org/10.1089/tmj.2022.0037

Lohaus, T., Witt, J., Schürmeyer, A., Wolf, O.T. & Thoma, P. (2023). Fatigue and its relation to general cognition, social cognition and social activity in multiple sclerosis and stroke. *Cognitive Neuropsychiatry, 28*(3), 165–180. https://doi.org/10.1080/13546805.2023.2178399

Lovette, B.C., Kanaya, M.R., Bannon, S.M., Vranceanu, A.M. & Greenberg, J. (2022). „Hidden gains"? Measuring the impact of mindfulness-based interventions for people with mild traumatic brain injury: a scoping review. *Brain Injury, 36*(9), 1059–1070. https://doi.org/10.1080/02699052.2022.2109745

Lucarini, V., Grice, M., Cangemi, F., Zimmermann, J.T., Marchesi, C., Vogeley, K. et al. (2020). Speech prosody as a bridge between psychopathology and linguistics: The case of the schizophrenia spectrum. *Frontiers in Psychiatry, 11,* 1–8. https://doi.org/10.3389/fpsyt.2020.531863

Luppen, A. & Stavemann, H.H. (2023). *Integrative Kognitive Verhaltenstherapie (IKVT) in der Neuropsychologie* (2., überarb. Aufl.). Tübingen: dgvt-Verlag.

Ma, A., Lau, K.K. & Thyagarajan, D. (2020). Voice changes in Parkinson's disease: What are they telling us? *Journal of Clinical Neuroscience, 72*(2020), 1–7.

Mackin, R.S., Insel, P.S., Truran, D., Finley, S., Flenniken, D., Nosheny, R. et al. (2018). Unsupervised online neuropsychological test performance for individuals with mild cognitive impairment and dementia: Results from the Brain Health Registry. Alzheimer's & *dementia, 10,* 573–582. https://doi.org/10.1016/j.dadm.2018.05.005

Maliske, L.Z., Schurz, M. & Kanske, P. (2023). Interactions within the social brain: Co-activation and connectivity among networks enabling empathy and Theory of Mind. *Neuroscience & Biobehavioral Reviews, 147,* 105080. https://doi.org/10.1016/j.neubiorev.2023.105080

Marheineke, J., Deck, R., Reuther, P., Pöppl, D., Theves, F. & Kohlmann, T. (2019). Teilhabe nach Schlaganfall: Einfluss von Depressivität in der ambulanten Neurorehabilitation. *Nervenarzt, 90*(4), 352–360. https://doi.org/10.1007/s00115-018-0622-1

Marsh, P.J., Luckett, G., Russell, T., Coltheart, M. & Green, M.J. (2012). Effects of facial emotion recognition remediation on visual scanning of novel face stimuli. *Schizophrenia Research, 141*(2), 234–240. https://doi.org/10.1016/j.schres.2012.08.006

Mason, S.L., Schaepers, M. & Barker, R.A. (2021). Problems with social cognition and decision-making in Huntington's disease: Why is it important? *Brain Sciences, 11*(7), 838. https://doi.org/10.3390/brainsci11070838

May, M., Milders, M., Downey, B., Whyte, M., Higgins, V., Wojcik, Z. et al. (2017). Social behavior and impairments in social cognition following traumatic brain injury. *Journal of the International Neuropsychological Society, 23*(5), 400–411. https://doi.org/10.1017/S1355617717000182

McDonald, S. (2013). Impairments in social cognition following severe traumatic brain injury. *Journal of the International Neuropsychological Society, 19*(3), 231–246. https://doi.org/10.1017/S1355617712001506
McDonald, S., Flanagan, S., Rollins, J. & Kinch, J. (2003). TASIT: A new clinical tool for assessing social perception after traumatic brain injury. *Journal of Head Trauma Rehabilitation, 18*(3), 219–238. https://doi.org/10.1097/00001199-200305000-00001
McDonald, S. & Genova, H. (2021). Chapter 12 – The effect of severe traumatic brain injury on social cognition, emotion regulation, and mood. In K.M. Heilman & S.E. Nadeau (Eds.), *Handbook of Clinical Neurology* (Vol. 183, pp. 235–260). San Diego, CA: Elsevier. https://doi.org/10.1016/B978-0-12-822290-4.00011-6
McEwen, B.S. (2008). Central effects of stress hormones in health and disease: Understanding the protective and damaging effects of stress and stress mediators. *Stress Hormone Actions in Brain, in Health and Disease, 583*(2), 174–185. https://doi.org/10.1016/j.ejphar.2007.11.071
McNeill, D., Cassell, J. & Levy, E.T. (1993). Abstract deixis. *Semiotica, 95*(1–2), 5–20. https://doi.org/10.1515/semi.1993.95.1-2.5
Medeiros, G.C., Twose, C., Weller, A., Dougherty, J.W., Goes, F.S., Sair, H.I. et al. (2022). Neuroimaging correlates of depression after traumatic brain injury: A systematic review. *Journal of Neurotrauma, 39*(11–12), 755–772. https://doi.org/10.1089/neu.2021.0374
Mediavilla, R., Muñoz-Sanjose, A., Rodriguez-Vega, B., Lahera, G., Palao, A., Bayon, C. et al. (2021). People with psychosis improve affective social cognition and self-care after a mindfulness-based social cognition training program (SocialMIND). *Psychiatric Rehabilitation Journal, 44*(4), 391–395. https://doi.org/10.1037/prj0000466
Menzel-Begemann, A. (2011). *O-P-A. Organisation und Planung eines Ausflugs. Testverfahren zur Erfassung des kognitiven Aspektes von Exekutivfunktionen.* Göttingen: Hogrefe.
Merlo, E.M., Tutino, R. & Myles, L.A.M. (2023). Alexithymia, Intolerance to Uncertainty and Psychopathological Dynamics in Subjects Suffering from Type 1 Diabetes Mellitus: A Preliminary Exploratory Study. *Research Square* [preprint]. https://doi.org/10.21203/rs.3.rs-3184445/v1
Meulenbroek, P. & Turkstra, L. (2016). Job stability in skilled work and communication ability after moderate-severe traumatic brain injury. *Disability and Rehabilitation, 38*(5), 452–461. https://doi.org/10.3109/09638288.2015.1044621
Mirabel, H., Guinet, V., Voltzenlogel, V., Pradier, S. & Hennion, S. (2020). Social cognition in epilepsy: State of the art and perspectives. *Revue Neurologique, 176*(6), 468–479. https://doi.org/10.1016/j.neurol.2020.02.010
Miranda, A., Berenguer, C., Roselló, B., Baixauli, I. & Colomer, C. (2017). Social cognition in children with high-functioning autism spectrum disorder and attention-deficit/hyperactivity disorder. Associations with executive functions. *Frontiers in Psychology, 8,* 1035.
Mittmann, G., Zehetner, V., Hoehl, S., Schrank, B., Barnard, A. & Woodcock, K. (2023). Using augmented reality toward improving social skills: Scoping review. *JMIR Serious Games, 11,* e42117. https://doi.org/10.2196/42117
Monteleone, A.M., Cascino, G., Marciello, F., D'Agostino, G., Caivano, V., Monteleone, P. & Maj, M. (2020). Clinical and neuroendocrine correlates of childhood maltreatment history in adults with bipolar disorder. *Bipolar Disorders, 22,* 749–756. https://doi.org/10.1111/bdi.12923

Moody, E. J. & McIntosh, D. N. (2011). Mimicry of dynamic emotional and motor-only stimuli. *Social Psychological and Personality Science, 2*(6), 679–686. https://doi.org/10.1177/1948550611406741

Moran, J. M., Jolly, E. & Mitchell, J. P. (2012). Social-cognitive deficits in normal aging. *Journal of Neuroscience, 32*(16), 5553–5561. https://doi.org/10.1523/JNEUROSCI.5511-11.2012

Morese, R., Brasso, C., Stanziano, M., Parola, A., Valentini, M. C., Bosco, F. M. & Rocca, P. (2022). Efforts for the correct comprehension of deceitful and ironic communicative intentions in schizophrenia: A functional magnetic resonance imaging study on the role of the left middle temporal gyrus. *Frontiers in Psychology, 13,* 1–9. https://doi.org/10.3389/fpsyg.2022.866160

Moritz, S., Krieger, E. C., Bohn, F., Elmers, J. & Veckenstedt, R. (2022). *MKT+. Individualisiertes Metakognitives Therapieprogramm für Menschen mit Psychose* (3. Aufl.). Berlin: Springer.

Msika, E.-F., Ehrlé, N., Gaston-Bellegarde, A., Orriols, E., Piolino, P. & Narme, P. (2022). Using a computer-based virtual environment to assess social cognition in aging: An exploratory study of the REALSoCog Task. *Frontiers in Psychology, 13,* 882165. https://doi.org/10.3389/fpsyg.2022.882165

Müller, S. V. (2013). *Störungen der Exekutivfunktionen* (Fortschritte der Neuropsychologie, Bd. 13). Göttingen: Hogrefe.

Münkler, P., Rothkirch, M., Dalati, Y., Schmack, K. & Sterzer, P. (2015). Biased recognition of facial affect in patients with major depressive disorder reflects clinical state. *PLOS ONE, 10*(6), e0129863. https://doi.org/10.1371/journal.pone.0129863

Nahum, M., Fisher, M., Loewy, R., Poelke, G., Ventura, J., Nuechterlein, K. H. et al. (2014). A novel, online social cognitive training program for young adults with schizophrenia: A pilot study. *Schizophrenia Research: Cognition, 1*(1), e11–e19.

Neuhaus, M., Bagutti, S., Yaldizli, Ö., Zwahlen, D., Schaub, S., Frey, B. et al. (2018). Characterization of social cognition impairment in multiple sclerosis. *European Journal of Neurology, 25*(1), 90–96. https://doi.org/10.1111/ene.13457

Neumann, D., Babbage, D. R., Zupan, B. & Willer, B. (2015). A randomized controlled trial of emotion recognition training after traumatic brain injury. *Journal of Head Trauma Rehabilitation, 30*(3), E12–E23. https://doi.org/10.1097/HTR.0000000000000054

Nijman, S. A., Veling, W., Timmerman, M. E. & Pijnenborg, G. H. M. (2023). Trajectories of emotion recognition training in virtual reality and predictors of improvement for people with a psychotic disorder. *Cyberpsychology, Behavior, and Social Networking, 26*(4), 288–299. https://doi.org/10.1089/cyber.2022.0228

Nijsse, B., Spikman, J. M., Visser-Meily, J. M. A., de Kort, P. L. M. & van Heugten, C. M. (2019a). Social cognition impairments are associated with behavioural changes in the long term after stroke. *PLOS ONE, 14*(3), e0213725. https://doi.org/10.1371/journal.pone.0213725

Nijsse, B., Spikman, J. M., Visser-Meily, J. M. A., de Kort, P. L. M. & van Heugten, C. M. (2019b). Social cognition impairments in the long term post stroke. *Archives of Physical Medicine and Rehabilitation, 100*(7), 1300–1307. https://doi.org/10.1016/j.apmr.2019.01.023

Njomboro, P. (2017). Social cognition deficits: Current position and future directions for neuropsychological interventions in cerebrovascular disease. *Behavioural Neurology, 2017,* 2627487. https://doi.org/10.1155/2017/2627487

Novack, M.A. & Goldin-Meadow, S. (2017). Gesture as representational action: A paper about function. *Psychonomic Bulletin & Review, 24*(3), 652–665. https://doi.org/10.3758/s13423-016-1145-z
O'Reilly, H., Pigat, D., Fridenson, S., Berggren, S., Tal, S., Golan, O. et al. (2016). The EU-Emotion Stimulus Set: A validation study. *Behavior Research Methods, 48*(2), 567–576. https://doi.org/10.3758/s13428-015-0601-4
Osborne-Crowley, K. & McDonald, S. (2018). A review of social disinhibition after traumatic brain injury. *Journal of Neuropsychology, 12*(2), 176–199. https://doi.org/10.1111/jnp.12113
Osterrieth, P.A. (1944). Le test de copie d'une figure complexe; contribution à l'étude de la perception et de la mémoire. [Test of copying a complex figure; contribution to the study of perception and memory.]. *Archives de Psychologie, 30,* 206–356.
Özyurt, J., Mehren, A., Boekhoff, S., Müller, H.L. & Thiel, C.M. (2020). Social cognition in patients with hypothalamic-pituitary tumors. *Frontiers in Oncology, 10,* 1014. https://doi.org/10.3389/fonc.2020.01014
Palmeri, R., Lo Buono, V., Corallo, F., Foti, M., Di Lorenzo, G., Bramanti, P. et al. (2017). Nonmotor symptoms in Parkinson disease: A descriptive review on social cognition ability. *Journal of Geriatric Psychiatry and Neurology, 30*(2), 109–121. https://doi.org/10.1177/0891988716687872
Panzeri, F., Mazzaggio, G., Giustolisi, B., Silleresi, S. & Surian, L. (2022). The atypical pattern of irony comprehension in autistic children. *Applied Psycholinguistics, 43,* 757–784. https://doi.org/10.1017/S0142716422000091
Park, K.-M., Ku, J., Choi, S.-H., Jang, H.-J., Park, J.-Y., Kim, S.I. et al. (2011). A virtual reality application in role-plays of social skills training for schizophrenia: A randomized, controlled trial. *Psychiatry Research, 189*(2), 166–172. https://doi.org/10.1016/j.psychres.2011.04.003
Paulus, C. (2009). *Der Saarbrücker Persönlichkeitsfragebogen SPF(IRI) zur Messung von Empathie: Psychometrische Evaluation der deutschen Version des Interpersonal Reactivity Index.* Saarbrücken: Universität des Saarlandes.
Penn, D.L., Roberts, D.L., Combs, D. & Sterne, A. (2007). Best practices: The development of the social cognition and interaction training program for schizophrenia spectrum disorders. *Psychiatric Services, 58*(4), 449–451. https://doi.org/10.1176/ps.2007.58.4.449
Peppé, S., McCann, J., Gibbon, F., O'Hare, A. & Rutherford, M. (2007). Receptive and expressive prosodic ability in children with high-functioning autism. *Journal of Speech, Language, and Hearing Research, 50*(4), 1015–1028. https://doi.org/10.1044/1092-4388(2007/071)
Pertz, M., Braunwarth, J.I., Steinbach, J., Wißing, S. & Thoma, P. (2022). Social problem solving and trait socioemotional abilities in ambulatory stroke patients. *Journal of Clinical and Experimental Neuropsychology, 44*(3), 195–209. https://doi.org/10.1080/13803395.2022.2101619
Pertz, M., Kowalski, T., Thoma, P. & Schlegel, U. (2021). What is on your mind? Impaired social cognition in primary central nervous system lymphoma patients despite ongoing complete remission. *Cancers, 13*(5), 943. https://doi.org/10.3390/cancers13050943
Pertz, M., Okoniewski, A., Schlegel, U. & Thoma, P. (2020). Impairment of sociocognitive functions in patients with brain tumours. *Neuroscience and Biobehavioral Reviews, 108,* 370–392. https://doi.org/10.1016/j.neubiorev.2019.11.018

Pierzynowska, K., Gaffke, L., Żabińska, M., Cyske, Z., Rintz, E., Wiśniewska, K. et al. (2023). Roles of the Oxytocin Receptor (OXTR) in Human Diseases. *International Journal of Molecular Sciences, 24*(4), 3887. https://doi.org/10.3390/ijms24043887

Pinna, F., Manchia, M., Paribello, P. & Carpiniello, B. (2020). The impact of alexithymia on treatment response in psychiatric disorders: A systematic review. *Frontiers in Psychiatry, 11,* 311. https://doi.org/10.3389/fpsyt.2020.00311

Pluta, A., Gawron, N., Sobańska, M., Wójcik, A.D. & Łojek, E. (2017). The nature of the relationship between neurocognition and theory of mind impairments in stroke patients. *Neuropsychology, 31*(6), 666–681. https://doi.org/10.1037/neu0000379

Poveda, B., Abrahams, S., Baksh, R.A., MacPherson, S.E., & Evans, J.J. (2022). An Investigation of the Validity of the Edinburgh Social Cognition Test (ESCoT) in Acquired Brain Injury (ABI). *Journal of the International Neuropsychological Society : JINS, 28*(10), 1016–1028. https://doi.org/10.1017/S1355617721001223

Quesque, F., Nivet, M., Etchepare, A., Wauquiez, G., Prouteau, A., Desgranges, B. et al. (2022). Social cognition in neuropsychology: A nationwide survey revealing current representations and practices. *Applied Neuropsychology: Adult, 29,* 1–14.

Radice-Neumann, D., Zupan, B., Tomita, M. & Willer, B. (2009). Training emotional processing in persons with brain injury. *Journal of Head Trauma Rehabilitation, 24*(5), 313–323. https://doi.org/10.1097/HTR.0b013e3181b09160

Raichle, M.E., MacLeod, A.M., Snyder, A.Z., Powers, W.J., Gusnard, D.A. & Shulman, G.L. (2001). A default mode of brain function. *Proceedings of the National Academy of Sciences, 98*(2), 676–682. https://doi.org/10.1073/pnas.98.2.676

Redcay, E. & Moraczewski, D. (2020). Social cognition in context: A naturalistic imaging approach. *NeuroImage, 216,* 116392. https://doi.org/10.1016/j.neuroimage.2019.116392

Riccardi, C., Montemagni, C., Del Favero, E., Bellino, S., Brasso, C. & Rocca, P. (2021). Pharmacological Treatment for Social Cognition: Current Evidence. *International Journal of Molecular Sciences, 22*(14), 7457. https://doi.org/10.3390/ijms22147457

Rizzolatti, G. & Craighero, L. (2004). The mirror-neuron system. *Annual review of neuroscience, 27,* 169–192. https://doi.org/10.1146/annurev.neuro.27.070203.144230

Robertson, I.H. & Murre, J.M. (1999). Rehabilitation of brain damage: brain plasticity and principles of guided recovery. *Psychological Bulletin, 125*(5), 544–575. https://doi.org/10.1037/0033-2909.125.5.544

Roder, V., Müller, D.R. & Brenner, H.D. (2019). *Integriertes Psychologisches Therapieprogramm bei schizophren Erkrankten* (7., überarb. Aufl.). Weinheim: Beltz.

Rodríguez-Rajo, P., García-Rudolph, A., Sánchez-Carrión, R., Aparicio-López, C., Enseñat-Cantallops, A. & García-Molina, A. (2022a). Computerized social cognitive training in the subacute phase after traumatic brain injury: A quasi-randomized controlled trial. *Applied Neuropsychology: Adult, 23,* 1–14. https://doi.org/10.1080/23279095.2022.2042693

Rodríguez-Rajo, P., Leno Colorado, D., Enseñat-Cantallops, A. & García-Molina, A. (2022b). Rehabilitation of social cognition impairment after traumatic brain injury: a systematic review. *Neurología (English Edition), 37*(9), 767–780. https://doi.org/10.1016/j.nrleng.2018.07.013

Roheger, M., Hranovska, K., Martin, A.K. & Meinzer, M. (2022). A systematic review and meta-analysis of social cognition training success across the healthy lifespan. *Scientific Reports, 12*(1), 3544. https://doi.org/10.1038/s41598-022-07420-z

Roman-Urrestarazu, A., Dumas, G. & Warrier, V. (2022). Naming autism in the right context. *JAMA Pediatrics, 176*(7), 633–634. https://doi.org/10.1001/jamapediatrics.2021.6036

Ross, E.D. & Monnot, M. (2008). Neurology of affective prosody and its functional-anatomic organization in right hemisphere. *Brain and Language, 104*(1), 51–74. https://doi.org/10.1016/j.bandl.2007.04.007
Ross, H.E. & Young, L.J. (2009). Oxytocin and the neural mechanisms regulating social cognition and affiliative behavior. *Hormones & Social Behavior, 30*(4), 534–547. https://doi.org/10.1016/j.yfrne.2009.05.004
Ryan, N.P., Greenham, M., Gordon, A.L., Ditchfield, M., Coleman, L., Cooper, A. et al. (2021). Social cognitive dysfunction following pediatric arterial ischemic stroke. *Stroke, 52*(5), 1609–1617. https://doi.org/10.1161/STROKEAHA.120.032955
Salazar Kämpf, M., Liebermann, H., Kerschreiter, R., Krause, S., Nestler, S. & Schmukle, S.C. (2018). Disentangling the sources of mimicry: Social relations analyses of the link between mimicry and liking. *Psychological Science, 29*(1), 131–138. https://doi.org/10.1177/0956797617727121
Saxena, A., Shovestul, B.J., Dudek, E.M., Reda, S., Venkataraman, A., Lamberti, J.S. et al. (2023). Training volitional control of the theory of mind network with real-time fMRI neurofeedback. *NeuroImage, 279,* 120334. https://doi.org/10.1016/j.neuroimage.2023.120334
Schellhorn, A., Bogdahn, B. & Pössl, J. (2008). *Soziales Kompetenztraining für Patienten mit erworbener Hirnschädigung. Ein Therapiemanual für die neurologische Rehabilitation* (EKN-Materialien für die Rehabilitation). Dortmund: Borgmann.
Scherer, K.R. & Scherer, U. (2011). Assessing the ability to recognize facial and vocal expressions of emotion: Construction and validation of the emotion recognition index. *Journal of Nonverbal Behavior, 35*(4), 305–326. https://doi.org/10.1007/s10919-011-0115-4
Schilbach, L. (2016). Towards a second-person neuropsychiatry. *Philosophical Transactions of the Royal Society B: Biological Sciences, 371*(1686), 20150081. https://doi.org/10.1098/rstb.2015.0081
Schlaffke, L., Lissek, S., Lenz, M., Juckel, G., Schultz, T., Tegenthoff, M. et al. (2015). Shared and nonshared neural networks of cognitive and affective theory-of-mind: A neuroimaging study using cartoon picture stories. *Human Brain Mapping, 36*(1), 29–39. https://doi.org/10.1002/hbm.22610
Schlegel, K., Grandjean, D. & Scherer, K.R. (2014). Introducing the Geneva Emotion Recognition Test: An example of Rasch-based test development. *Psychological Assessment, 26*(2), 666–672. https://doi.org/10.1037/a0035246
Schlitt, S., Berndt, K. & Freitag, C.M. (2015). Das Frankfurter Autismus-Elterntraining (FAUT-E). Psychoedukation, Beratung und therapeutische Unterstützung. Stuttgart: Kohlhammer. https://doi.org/10.17433/978-3-17-024997-4
Schmidt, P., Reiss, A., Dürichen, R. & Laerhoven, K.V. (2019). Wearable-based affect recognition – a review. *Sensors, 19*(19), 4079. https://doi.org/10.3390/s19194079
Schroeter, M.L., Pawelke, S., Bisenius, S., Kynast, J., Schuemberg, K., Polyakova, M. et al. (2018). A modified reading the mind in the eyes test predicts behavioral variant frontotemporal dementia better than executive function tests. *Frontiers in Aging Neuroscience, 10*(11), 1–11. https://doi.org/10.3389/fnagi.2018.00011
Schurz, M., Radua, J., Tholen, M.G., Maliske, L., Margulies, D.S., Mars, R.B. et al. (2021). Toward a hierarchical model of social cognition: A neuroimaging meta-analysis and integrative review of empathy and theory of mind. *Psychological Bulletin, 147*(3), 293–327. https://doi.org/10.1037/bul0000303
Schwenck, C. & Ciaramidaro, A. (2014). Soziale Kognition bei Autismus-Spektrum-Störungen und Störungen des Sozialverhaltens. *Kindheit und Entwicklung, 23*(1), 5–12. https://doi.org/10.1026/0942-5403/a000125

Sebastian, C.L., Fontaine, N.M.G., Bird, G., Blakemore, S.-J., De Brito, S.A., McCrory, E.J.P. et al. (2012). Neural processing associated with cognitive and affective Theory of Mind in adolescents and adults. *Social Cognitive and Affective Neuroscience, 7*(1), 53–63. https://doi.org/10.1093/scan/nsr023

Seligowski, A.V., Harnett, N.G., Merker, J.B. & Ressler, K.J. (2020). Nervous and endocrine system dysfunction in posttraumatic stress: An overview and consideration of sex as a biological variable. *Biological Psychiatry Cognitive Neuroscience and Neuroimaging, 5*(4), 381–391. https://doi.org/10.1016/j.bpsc.2019.12.006

Sensenbrenner, B., Rouaud, O., Graule-Petot, A., Guillemin, S., Piver, A., Giroud, M. et al. (2020). High prevalence of social cognition disorders and mild cognitive impairment long term after stroke. *Alzheimer Disease & Associated Disorders, 34*(1), 74–78. https://doi.org/10.1097/WAD.0000000000000355

Shamay-Tsoory, S.G. (2011). The neural bases for empathy. *Neuroscientist, 17*(1), 18–24. https://doi.org/10.1177/1073858410379268

Shinagawa, S., Ikeda, M., Fukuhara, R. & Tanabe, H. (2006). Initial symptoms in frontotemporal dementia and semantic dementia compared with Alzheimer's disease. *Dementia and Geriatric Cognitive Disorders, 21*(2), 74–80. https://doi.org/10.1159/000090139

Sifneos, P. (1972). *Short-Term Psychotherapy and Emotional Crisis.* Cambridge, MA: Harvard University Press.

Spikman, J.M., Boelen, D.H.E., Pijnenborg, G.H.M., Timmerman, M.E., van der Naalt, J. & Fasotti, L. (2013). Who benefits from treatment for executive dysfunction after brain injury? Negative effects of emotion recognition deficits. *Neuropsychological Rehabilitation, 23*(6), 824–845. https://doi.org/10.1080/09602011.2013.826138

Stone, V.E., Baron-Cohen, S. & Knight, R.T. (1998). Frontal lobe contributions to theory of mind. *Journal of Cognitive Neuroscience, 10*(5), 640–656. https://doi.org/10.1162/089892998562942

Susskind, J.M., Lee, D.H., Cusi, A., Feiman, R., Grabski, W. & Anderson, A.K. (2008). Expressing fear enhances sensory acquisition. *Nature Neuroscience, 11*(7), 843–850. https://doi.org/10.1038/nn.2138

Tan, B.-L., Shi, J., Yang, S., Loh, H., Ng, D., Choo, C. et al. (2022). The use of virtual reality and augmented reality in psychosocial rehabilitation for adults with neurodevelopmental disorders: A systematic review. *Frontiers in Psychiatry, 13,* 1055204. https://doi.org/10.3389/fpsyt.2022.1055204

Tholen, M.G., Trautwein, F.-M., Böckler, A., Singer, T. & Kanske, P. (2020). Functional magnetic resonance imaging (fMRI) item analysis of empathy and theory of mind. *Human Brain Mapping, 41*(10), 2611–2628. https://doi.org/10.1002/hbm.24966

Thoma, P., Friedmann, C. & Suchan, B. (2013a). Empathy and social problem solving in alcohol dependence, mood disorders and selected personality disorders. *Neuroscience & Biobehavioral Reviews, 37*(3), 448–470. https://doi.org/10.1016/j.neubiorev.2013.01.024

Thoma, P., Quinting, J., Jonas, K., Regenbrecht, F., Schumacher, R. & Büttner-Kunert, J. (2023). Kurzfassung und interdisziplinäre Kommentierung der internationalen INCOG 2.0-Leitlinie „Kognitive Kommunikationsstörungen nach Schädelhirntrauma". *Zeitschrift für Neuropsychologie, 34*(4), 1–13.

Thoma, P., Schmidt, T., Juckel, G., Norra, C. & Suchan, B. (2015). Nice or effective? Social problem solving strategies in patients with major depressive disorder. *Psychiatry Research, 228*(3), 835–842. https://doi.org/10.1016/j.psychres.2015.05.015

Thoma, P., Soria Bauser, D. & Suchan, B. (2013b). BESST (Bochum Emotional Stimulus Set) – A pilot validation study of a stimulus set containing emotional bodies and faces from frontal and averted views. *Psychiatry Research, 209*(1), 98–109. https://doi.org/10.1016/j.psychres.2012.11.012

Thöne-Otto, A., Schellhorn, A. & Wenz, C. (2018). *Persönlichkeits- und Verhaltensstörungen nach Hirnschädigungen* (Fortschritte der Neuropsychologie, Bd. 18). Göttingen: Hogrefe. https://doi.org/10.1026/02335-000

Togher, L., Douglas, J., Turkstra, L.S., Welch-West, P., Janzen, S., Harnett, A. et al. (2023). INCOG 2.0 guidelines for cognitive rehabilitation following traumatic brain injury, part IV: Cognitive-communication and social cognition disorders. *Journal of Head Trauma Rehabilitation, 38*(1), 65–82.

Tousignant, B., Jackson, P.L., Massicotte, E., Beauchamp, M.H., Achim, A.M., Vera-Estay, E. et al. (2018). Impact of traumatic brain injury on social cognition in adolescents and contribution of other higher order cognitive functions. *Neuropsychological Rehabilitation, 28*(3), 429–447.

Tracy, J.L. & Matsumoto, D. (2008). The spontaneous expression of pride and shame: Evidence for biologically innate nonverbal displays. *Psychological and Cognitive Sciences, 105*(33), 11655–11660. https://doi.org/10.1073/pnas.0802686105

Ubukata, S., Tanemura, R., Yoshizumi, M., Sugihara, G., Murai, T. & Ueda, K. (2022). Social cognition and its relationship to functional outcomes in patients with sustained acquired brain injury. *Neuropsychiatric Disease and Treatment, 10,* 2061–2068.

Umarova, R.M., Saur, D., Schnell, S., Kaller, C.P., Vry, M.S., Glauche, V. et al. (2010). Structural connectivity for visuospatial attention: Significance of ventral pathways. *Cerebral Cortex, 20,* 121–129. https://doi.org/10.1093/cercor/bhp086

Urgesi, C., Butti, N., Finisguerra, A., Biffi, E., Valente, E.M., Romaniello, R. et al. (2021). Social prediction in pediatric patients with congenital, non-progressive malformations of the cerebellum: From deficits in predicting movements to rehabilitation in virtual reality. *Cortex, 144,* 82–98. https://doi.org/10.1016/j.cortex.2021.08.008

Vallat-Azouvi, C., Azouvi, P., Le-Bornec, G. & Brunet-Gouet, E. (2019). Treatment of social cognition impairments in patients with traumatic brain injury: a critical review. *Brain Injury, 33*(1), 87–93. https://doi.org/10.1080/02699052.2018.1531309

van de Wouw, C.L., Visser, M., Gorter, J.W., Huygelier, H. & Nijboer, T.C.W. (2023). Systematic review of the effectiveness of innovative, gamified interventions for cognitive training in paediatric acquired brain injury. *Neuropsychological Rehabilitation,* 1–32. https://doi.org/10.1080/09602011.2023.2174561

van Neerven, T., Bos, D.J. & van Haren, N.E. (2021). Deficiencies in Theory of Mind in patients with schizophrenia, bipolar disorder, and major depressive disorder: A systematic review of secondary literature. *Neuroscience & Biobehavioral Reviews, 120,* 249–261. https://doi.org/10.1016/j.neubiorev.2020.11.011

Venkatesan, U.M., Lancaster, K., Lengenfelder, J. & Genova, H.M. (2021). Independent contributions of social cognition and depression to functional status after moderate or severe traumatic brain injury. *Neuropsychological Rehabilitation, 31*(6), 954–970. https://doi.org/10.1080/09602011.2020.1749675

Verdon, C.-M., Fossati, P., Verny, M., Dieudonné, B., Teillet, L. & Nadel, J. (2007). Social cognition: An early impairment in dementia of the Alzheimer type. *Alzheimer Disease & Associated Disorders, 21*(1), 25–30. https://doi.org/10.1097/WAD.0b013e318032487a

Walker, E.J., Kirkham, F.J., Stotesbury, H., Dimitriou, D., & Hood, A.M. (2023). Tele-neuropsychological Assessment of Children and Young People: A Systematic Review. *Journal of pediatric neuropsychology,* 1–14. Advance online publication. https://doi.org/10.1007/s40817-023-00144-6

Weed, E. & Fusaroli, R. (2020). Acoustic measures of prosody in right-hemisphere damage: A systematic review and meta-analysis. *Journal of Speech, Language and Hearing Research, 63*(6), 1762–1775. https://doi.org/10.1044/2020_JSLHR-19-00241

Westerhof-Evers, H.J., Visser-Keizer, A.C., Fasotti, L., Schönherr, M.C., Vink, M., van der Naalt, J. et al. (2017). Effectiveness of a treatment for impairments in social cognition and emotion regulation (T-ScEmo) after traumatic brain injury: A randomized controlled trial. *Journal of Head Trauma Rehabilitation, 32*(5), 296–307. https://doi.org/10.1097/HTR.0000000000000332

Wicker, B., Keysers, C., Plailly, J., Royet, J.P., Gallese, V. & Rizzolatti, G. (2003). Both of us disgusted in My insula: the common neural basis of seeing and feeling disgust. *Neuron, 40*(3), 655–664. https://doi.org/10.1016/S0896-6273(03)00679-2

Wilson, B.A., Aldermann, N., Burgess, P.W., Emslie, H. & Evans, J.J. (1996). *Behavioural Assessment of the Dysexecutive Syndrome (BADS)*. Bury St. Edmund, UK: Thames Valley Test Company.

Wilson, B.A. & Ufer, K. (2000). *BADS. Behavioural assessment of the dysexecutive syndrome* (Deutsche Übertragung). Bury St. Edmunds: Thames Valley Test Company.

Winegardner, J., Keohane, C., Prince, L. & Neumann, D. (2016). Perspective training to treat anger problems after brain injury: Two case studies. *NeuroRehabilitation, 39*(1), 153–162. https://doi.org/10.3233/NRE-161347

Wingenbach, T.S.H., Ashwin, C. & Brosnan, M. (2016). Validation of the Amsterdam Dynamic Facial Expression Set – Bath Intensity Variations (ADFES-BIV): A set of videos expressing low, intermediate, and high intensity emotions. *PLOS ONE, 11*(1), e0147112. https://doi.org/10.1371/journal.pone.0147112

World Health Organization. (2001). *International Classification of Functioning, Disability and Health: ICF*. Geneva: World Health Organization.

World Health Organization. (2022). *ICD-11: International Classification of Diseases* (11th revision). https://icd.who.int/en (zuletzt aufgerufen am 16.08.2024)

World Health Organization (WHO)/Bundesinstitut für Arzneimittel und Medizinprodukte [BfArM]. (2024). *Internationale statistische Klassifikation der Krankheiten und verwandter Gesundheitsprobleme,* 10. *Revision, German Modification*. Verfügbar unter: https://www.bfarm.de/DE/Kodiersysteme/Klassifikationen/ICD/ICD-10-GM/_node.html

Yuvaraj, R., Murugappan, M., Norlinah, M.I., Sundaraj, K. & Khairiyah, M. (2013). Review of emotion recognition in stroke patients. *Dementia and Geriatric Cognitive Disorders, 36*(3–4), 179–196. https://doi.org/10.1159/000353440

Ze, O., Thoma, P. & Suchan, B. (2014). Cognitive and affective empathy in younger and older individuals. *Aging & Mental Health, 18*(7), 929–935. https://doi.org/10.1080/13607863.2014.899973

Ziaei, M., Arnold, C., Thompson, K. & Reutens, D.C. (2023). Social cognition in temporal and frontal lobe epilepsy: Systematic review, meta-analysis, and clinical recommendations. *Journal of the International Neuropsychological Society, 29*(2), 205–229. https://doi.org/10.1017/S1355617722000066

Zimmermann, P. & Fimm, B. (2000). *TAP. Testbatterie zur Aufmerksamkeitsprüfung*. Herzogenrath: Psytest.

9 Glossar

Affekt
Physiologischer Zustand, der körperliche und psychische Aspekte eines Gefühls oder einer Stimmung bereithält.

Alexithymie
Gefühlsblindheit, Schwierigkeiten, eigene (und fremde) Gefühle differenziert wahrzunehmen und zu benennen.

Anosognosie
Verminderte Krankheitswahrnehmung (vgl. auch „Unawareness").

Attribution
Zuschreibung von Ursachen für Handlungen und Verhaltensweisen. Attributionsstile beeinflussen die psychische Verfassung von Individuen maßgeblich und sind häufig ein therapeutischer Ansatzpunkt.

Augmented Reality
Computergestützte Erweiterung der Realitätswahrnehmung, z.B. durch digitale Bereitstellung von Zusatzinformationen mittels Einblendung oder Überlagerung.

Elektroenzephalographie (EEG)
Ableitung elektrischer Aktivität während der Signalübertragung von Nervenzellen zur Darstellung des zeitlichen Verlaufs von Informationsverarbeitungsprozessen.

Emotion
Ein durch physiologische Reaktionen und kognitive Bewertung herbeigeführter Zustand.

Emotionserkennung
Fähigkeit, Gefühlszustände anderer anhand des Gesichtsausdrucks, der Stimmlage und der Körperhaltung bzw. der Körperbewegungen zu erkennen.

Emotionsregulation
Fähigkeit, die eigenen Gefühlszustände zu kontrollieren, insbesondere bezüglich ihres Ausdrucks nach außen hin.

Empathie
Fähigkeit, sich in die emotionale Perspektive anderer Personen hineinzuversetzen. Dabei wird eine kognitive (die emotionale Perspektive anderer Personen gedanklich erschließen) von einer affektiven (die emotionale Perspektive anderer gefühlsmäßig nachvollziehen und mit eigenen Emotionen darauf reagieren) Komponente unterschieden. Die kognitive Empathie ist im Wesentlichen deckungsgleich mit der affektiven ToM (vgl. Theory of Mind). Motorische Empathie bezieht sich auf das automatische affektive Nachvollziehen der Gefühlsperspektive anderer.

Exekutive Funktionen
Höhere kognitive Funktionen, die eine selbstgesteuerte, flexible und zielgerichtete Handlungsplanung und Handlungssteuerung erlauben, die auch angesichts von Interferenzen aufrechterhalten werden kann.

Funktionelle Magnetresonanztomographie (fMRT)
Ein bildgebendes Verfahren, das basierend auf den unterschiedlichen magnetischen Eigenschaften von sauerstoffreichem und sauerstoffarmem Blut registriert, welche Hirnareale besonders aktiv sind, da sich dort der Blutfluss erhöht und gleichzeitig der Sauerstoffverbrauch besonders hoch ist. Die fMRT kann, im Gegensatz zum EEG, die zeitli-

chen Aspekte der Informationsverarbeitung etwas schlechter abbilden, bietet dafür aber eine höhere räumliche Auflösung.

Gestik
Gesamtheit aller Gesten, die durch Bewegungen von Armen, Kopf und Rumpf einen Affektzustand zum Ausdruck bringen.

Integrative Therapieansätze
Dritte Säule der Neuropsychologischen Therapie: bezeichnet alle (psychotherapeutischen) Therapiemethoden.

Kompensation
Zweite Säule der Neuropsychologischen Therapie: Ist eine Wiederherstellung (Restitution) beeinträchtigter Funktionen nicht möglich, wird durch kompensatorische Maßnahmen versucht, dies zu bewältigen und auszugleichen (z. B. Einsatz von Notizen bei Gedächtnisproblemen).

Mentalisieren, Mentalizing
Die Fähigkeit zur kognitiven Perspektivübernahme: sich in die Wünsche, Gedanken und Absichten anderer hineinversetzen (siehe auch Theory of Mind).

Mimik
Zusammenspiel der Gesichtsmuskulatur, das den Affektzustand über den Gesichtsausdruck sichtbar macht.

Mimikry
Unbewusstes Nachahmen fremder emotionaler Ausdrücke, wie Gesichtsausdrücke, Gestik oder Prosodie, um den Gefühlszustand anderer nachzuempfinden. Kann therapeutisch gezielt dazu genutzt werden, um Patient:innen zu helfen, den Gefühlsausdruck besser zu erkennen.

Neurofeedback
I.d.R. computergestützte Form der Therapie, bei der unbewusst ablaufende neurophysiologische Prozesse (z. B. mittels Ableitung eines EEGs oder einer fMRT) wahrnehmbar gemacht werden. Ziel ist es zu lernen, diese Prozesse gezielt zu beeinflussen.

Neurokognitive Störung
Nach ICD-11 und DSM-5 eine Oberkategorie für alle erworbenen, nicht entwicklungsbedingten Hirnleistungsstörungen. Explizit sind darunter nicht die kognitiven Störungen im Rahmen von Psychosen gemeint.

Outcome
Das abschließende Ergebnis einer Therapie oder Prävention, z. B. bezogen auf die kognitive Leistungsfähigkeit oder die Psychopathologie.

Oxytozin
Im Gehirn produziertes Hormon, das bei allen sozialen Bindungsprozessen eine wichtige Rolle spielt.

Psychoedukation
Therapeutische Vermittlung von Krankheits- und Behandlungswissen.

Randomisierte Kontrollierte Studie/Randomized Controlled Trial (RCT)
Goldstandard zum experimentellen Nachweis der Wirksamkeit einer Behandlung. Hierbei werden die Studienteilnehmenden randomisiert, also per Zufallsprinzip, den Studiengruppen zugeordnet, um den Einfluss von Patient:innenmerkmalen auf die Behandlung über alle Gruppen möglichst zufällig zu verteilen. Kontrolliert bezieht sich auf den Aspekt, dass i. d. R. die zu untersuchende Intervention entweder mit einer Standardintervention verglichen wird oder mit einer Kontrollgruppe, die keinerlei Intervention erhält (z. B. Wartelistenkontrollgruppe).

Restitution

Erste Säule der Neuropsychologischen Therapie: Umfasst alle übenden Therapieansätze (z. B. klassische PC-gestützte Aufmerksamkeitstrainings), die auf der Vorstellung basieren, dass sich aufgrund der neuronalen Plastizität des Gehirns durch das wiederholte Training die Funktionen geschädigter Hirnareale ganz oder teilweise wiederherstellen lassen.

Soziales Problemlösen

Fähigkeit, schwierige soziale Situationen adäquat (sozialverträglich und praktisch wirksam) zu lösen.

Spiegelneuronensystem

Ein neuronales System primär aus inferiorem frontalem Gyrus und inferiorem Parietallappen, welches aktiv wird, wenn motorische Handlungen beobachtet werden.

Telediagnostik und Telerehabilitation

Diagnostik und Therapie, die online, i. d. R. videogestützt durchgeführt wird, meist mittels PCs, Laptops, Tablets und/oder Smartphones, und live oder zeitversetzt stattfinden kann.

Theory of Mind (ToM)

Fähigkeit, sich in die mentale Perspektive anderer hinzuversetzen und ihre Wünsche, Absichten und Intentionen (kognitive ToM) oder Gefühlszustände (affektive ToM) zu erschließen.

Transdiagnostischer Ansatz

Therapeutische Interventionen, mit denen sich verschiedene Störungen unabhängig von ihrer Ätiologie gut behandeln lassen.

Unawareness

Verminderte Störungswahrnehmung in unterschiedlichen Ausprägungsgraden (vgl. auch Anosognosie).

Virtual Reality

Darstellung und Wahrnehmung einer scheinbaren Wirklichkeit einschließlich ihrer physikalischen Eigenschaften (z. B. Höhe, Entfernung), die in Echtzeit computergeneriert entsteht und i. d. R. auch eine Interaktion mit dieser virtuellen Umwelt erlaubt.

Vulnerabilitätsmarker

Vulnerabilität beschreibt das individuelle Risiko einer Person, z. B. eine psychische Erkrankung zu entwickeln, auf Basis genetischer, psychischer und sozialer Faktoren. Vulnerabilitätsmarker bezeichnen solche Faktoren, die z. B. auch beeinträchtigte (sozio-) kognitive Leistungen umfassen können, welche zur Vorhersage des individuellen Erkrankungsrisikos beitragen.

Wearables

Am Körper getragene Sensoren (z. B. Uhren oder Armbänder).